国家卫生健康委员会"十四五"规划教材

全国高等学校配套教材

供本科护理学类专业用

精神科护理学
实践与学习指导

主　编　郝以辉

副主编　张海娟　肖爱祥

编　者　（按姓氏笔画排序）

关念红（中山大学附属第三医院）　　　吴洪梅（哈尔滨医科大学护理学院）

苏晓云（山西医科大学汾阳学院）　　　张海娟（北京大学第六医院）

李红丽（中国医科大学护理学院）　　　张曙映（同济大学医学院）

杨　月（黑龙江中医药大学附属第一医院）　邵　静（北京大学回龙观临床医学院）

杨芳宇（首都医科大学护理学院）　　　孟宪东（四川大学华西医院）

肖爱祥（广州医科大学附属脑科医院）　郝以辉（郑州大学第一附属医院）

秘　书　汪健健　（中南大学湘雅二医院）

人民卫生出版社

·北　京·

图书在版编目（CIP）数据

精神科护理学实践与学习指导 / 郝以辉主编 .

北京 ：人民卫生出版社，2024. 10. -- ISBN 978-7-117-36576-5

Ⅰ. R473.74

中国国家版本馆 CIP 数据核字第 20241CM602 号

人卫智网	www.ipmph.com	医学教育、学术、考试、健康，
		购书智慧智能综合服务平台
人卫官网	www.pmph.com	人卫官方资讯发布平台

精神科护理学实践与学习指导

Jingshenke Hulixue Shijian yu Xuexi Zhidao

主　　编：郝以辉

出版发行：人民卫生出版社（中继线 010-59780011）

地　　址：北京市朝阳区潘家园南里 19 号

邮　　编：100021

E - mail：pmph @ pmph.com

购书热线：010-59787592　010-59787584　010-65264830

印　　刷：三河市潮河印业有限公司

经　　销：新华书店

开　　本：850 × 1168　1/16　　印张：11

字　　数：341 千字

版　　次：2024 年 10 月第 1 版

印　　次：2024 年 11 月第 1 次印刷

标准书号：ISBN 978-7-117-36576-5

定　　价：42.00 元

打击盗版举报电话：010-59787491　E-mail: WQ @ pmph.com

质量问题联系电话：010-59787234　E-mail: zhiliang @ pmph.com

数字融合服务电话：4001118166　E-mail: zengzhi @ pmph.com

前　言

　　《精神科护理学实践与学习指导》的编写以习近平新时代中国特色社会主义思想为指导；以立德树人突出护理职业素养与人文素质教育、强化临床实践教学、将思政教育融入教材为特色。《精神科护理学实践与学习指导》是本科生学习第5版《精神科护理学》的教学辅导材料，有助于提升教学效果，增强学习效率，提高考试成绩，培养学生的自学能力。

　　本配套教材共18章，根据最新ICD-11的分类，对章节进行了较大调整，以第5版《精神科护理学》为蓝本，紧扣实践与学习指导的基本目标，针对专业特点和在校学生的学习特点，每章内容基本包括实践指导、学习指导、测试题及参考答案四个部分。实践指导包括实践目的、地点、内容、用物及方法五个方面，学习指导利用知识点导图大纲式凝练教材内容，并突出重点和难点，便于学生记忆。测试题及参考答案则以多种题型反复强化重点内容，并给出参考答案。

　　本配套教材供本科护理学类专业学生使用，也可作为在职护士的相关参考书籍。本两套教材编委都在高等院校或其附属医院精神科或心理科工作，具有丰富的临床医疗护理经验。在编写过程中，各位编委竭尽全力，多次召开编委会，不断交流、沟通与修改，但限于时间和水平，书中仍难免有疏漏和不当之处，恳请各位读者在使用过程中提出宝贵意见，以期不断修正和完善。

郝以辉

2024年5月

目 录

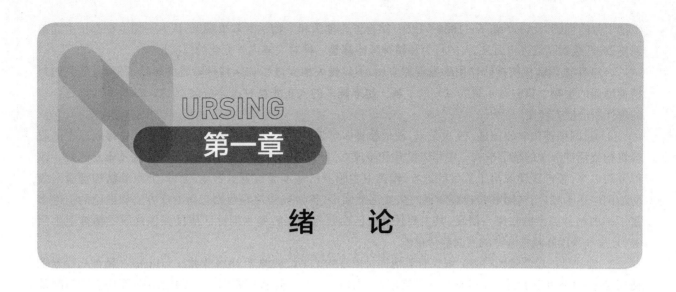

绪　论

学习指导

【学习小结】

1. 精神科护理学的主要任务

(1) 研究对精神障碍患者科学护理的理论和方法并及时运用于临床，以及探讨护理人员在预防精神障碍方面的作用。

(2) 研究和实施接触、评估精神障碍患者的有效策略，通过各项护理工作及护理人员的语言、行为与患者建立良好的治疗性护患关系，保证护理措施的有效实施。

(3) 研究和实施对不同种类精神障碍患者各种治疗的护理，确保医疗任务的顺利实施。

(4) 研究和实施如何维护精神障碍患者的权利与尊严，使其得到应有的尊重与合适的治疗；提高患者对自身情况的认识能力；培养和训练患者的生活自理能力、社会交往能力、心理承受能力，使其尽可能正常地重返社会。

(5) 研究和实施如何密切观察有关精神心理方面的病情变化，详细记录，协助诊断，防止意外事件的发生；并为医疗、教学、科研、法律和劳动鉴定等积累重要资料。

(6) 研究和实施在患者与家庭、社区中开展精神卫生宣传教育工作，对精神障碍患者做到防治结合，医院与社区结合，为患者回归社会作出贡献。

2. 精神医学发展简史

(1) 国外精神医学的起源：公元 5 世纪前，古希腊和古罗马已对某些精神障碍的病因进行了探索。代表人物是公元前古希腊最伟大的医学家希波克拉底（Hippocrates，公元前 460—公元前 377）及与他同时代的哲学家柏拉图（Plato）。

(2) 18 世纪工业革命对精神医学的影响：18 世纪末，法国大革命后，法国精神病学家比奈（Pinel，1745—1826），他主张人道地对待患者。同一时期的希区（Hitch）开始在精神病疗养院使用受过训练的女护士，从此精神障碍的治疗模式进入了医院模式。

(3) 现代精神医学：19 世纪，现代精神病学之父克雷丕林（Kraepelin，1855—1926）创立了"描述性精神病学"，提出了精神障碍分类原则，认为精神分裂症存在生物学基础。20 世纪以来，精神分析学派创始人弗洛伊德（S. Freud，1856—1939）首创动力精神病学，强调人的意识活动内部存在各种力量矛盾运动的学说；精神生物学派的创始人 Adolf Meyer(1866—1950)结合了心理学和生物学的双重观点,认为一切生物都是由简单到复杂、低级到高级进化而来,人的行为和精神障碍都是一种对人体内外变化的反应形式。

1953 年氯丙嗪抗精神病作用的发现和应用,不仅极大地促进了临床精神障碍的防治工作,也使人们对精神障碍的生物学机制有了更为深刻的了解。越来越多的人主张精神医学应向"生物-心理-社会"三合一的现代医学模式转变。

(4) 我国精神医学的发展:19 世纪末,现代精神医学进入我国,继之各地大城市建立了精神病患者的收容机构或精神医学的教学机构。中华人民共和国成立以后,各省相继建立了新的精神病院及康复医院。改革开放以来,精神医学取得了长足的进步,精神卫生服务已基本覆盖全国各地,上海、北京的精神健康三级防治网络逐渐推广,与国际精神病学界的交流逐渐增多,各种抗精神病药物与新治疗方法和理论的引进丰富了国内精神医学的临床与研究,其主要任务也已由收容性质转变为向社区居民提供优质的精神卫生服务,且逐渐与国际精神医学的发展趋势接轨。

3. 精神科护理学发展简史 国外有关精神科护理的文字记载源于 1814 年希区(Hitch)在精神病疗养院使用受过专门训练的女护士。继之,南丁格尔在《人口卫生与卫生管理原则》一书中强调注意患者的睡眠及对患者的态度,防止精神障碍患者伤人、自伤。1873 年理查兹(Linda Richards)确定了精神科护理的基础模式,被称为美国精神科护理的先驱。美国专门为培训精神科护理人员而开办的护理学校最早创设于 1882 年。20 世纪中叶,精神科护理职能拓宽到协助医生观察精神症状、运用基础护理技术协助医生对精神障碍患者进行治疗等。1954 年《精神病护理》一书出版。1977 年"生物-心理-社会"医学模式被迅速应用于精神障碍护理。

19 世纪末,现代精神医学进入我国,随后,广州、天津、上海、长沙等城市逐渐建立专门的护士培训机构与精神障碍患者收容机构,受过专门培训的护士进入收容机构提供专业的护理服务。中华人民共和国成立后,全国各地相继建立了各级精神病院,部分地区(如上海、南京等)陆续建立起了系统的精神障碍防治网。1958 年我国主要精神病医院实行了开放式和半开放式管理制度;1990 年成立了中华护理学会精神科护理专业委员会,定期举行全国性精神护理工作的学术交流。随着改革开放的发展,我国精神科护理界与国际护理界的交流日益增多,精神科护理理念、临床实践及基础研究逐渐与国际接轨。

4. 现代精神科护理工作的内容

(1) 一般内容:包括基础护理、危机状态的防范与护理、特殊治疗的护理等。

(2) 特殊内容

1) 心理护理:利用心理学的相关理论与知识帮助患者及家属以正确的态度认识和对待疾病。

2) 睡眠护理:护士要充分认识到睡眠障碍患者的安全隐患,为患者创造良好的睡眠环境,指导患者正确调整睡眠习惯、正确对待睡眠障碍。

3) 保证医嘱执行:保证安全、有效、及时执行不合作患者的各项护理工作,严防患者藏药、吐药。

4) 安全护理:护士要有高度的安全意识,严格执行各项护理常规和工作制度,加强安全管理,做好安全检查。

(3) 精神科护理不良事件发生的可能原因:包括患者因素、环境因素及疾病因素的影响。

5. 脑与心理的关系 新的精神医学的核心思想是,所有的精神活动都有生物学基础,都需要"大脑"有机分子和细胞的加工。因此,这些加工的变异或失常可能是精神障碍的生物学基础。

脑与心理是合二为一的。人脑的每种心理功能,都是由不同脑区的特定神经环路实现的。所有的神经环路都是由神经元组成的,神经环路通过细胞内的特殊分子在细胞内或神经细胞之间发出信号,传递信息。

我们通过脑与精神活动的研究,对我们自己有了更好的了解,如我们如何知觉、学习、记忆、感受和行为。我们也知道某些基因的功能障碍会导致精神紊乱,只是我们目前还不知道基因是如何影响行为的。这也导致了认知神经科学的产生(从细胞和分子的角度研究认知心理加工)。我们正从一个探讨大脑功能奥秘的时代转向一个治疗大脑功能紊乱的时代。

6. 对精神科护理发展的展望 精神科专业护理在护理学中的学术地位已显著提升,综合医院建立了精神科联络会诊机构,需要专门的精神科护理人员参加精神障碍的防治工作。

国外为护理学生提供了三个专业方向：精神科护理、成人护理、儿童护理。入学时学生选好方向，入学后接受相关课程的教育与培养，毕业后只能在相应的领域从事护理工作，从而很好地解决了精神科护士缺乏的问题，值得借鉴。

国内外的精神科服务内容没有太大区别，但服务理念和服务模式不一样。国外大力发展社区精神科服务体系，减少精神科病房的数量，缩短住院时间，大量精神障碍患者转入社区。我国社区精神卫生服务体系正在健全和发展中，社区精神卫生人员极度匮乏，常身兼数职，这种现象随着国家的重视和经济的发展必将得到很大的改善。

【重点与难点】

1. 重点 精神科护理学的主要任务；现代精神科护理工作的内容。
2. 难点 精神科护理不良事件发生的可能原因；脑与心理的关系。

测 试 题

一、单项选择题

1. 中华护理学会精神科护理专业委员会成立于（ ）

    A. 1954 年   B. 1978 年   C. 1990 年

    D. 1992 年   E. 1999 年

2. 现代精神病学之父是（ ）

    A. 克雷丕林   B. 焦瑞克   C. 仲斯

    D. 梅德纳   E. 希波克拉底

3. 主张去掉精神病患者身上的铁链、人道地对待患者的法国精神病学家是（ ）

    A. 阿米德勒   B. 亚历山大   C. 柏拉图

    D. 比奈   E. 克雷丕林

4. 首创动力精神病学，强调人的意识活动内部各种力量矛盾运动学说的是（ ）

    A. 克雷丕林   B. 焦瑞克   C. 弗洛伊德

    D. 梅德纳   E. 希波克拉底

二、多项选择题

1. 精神科护理不良事件发生的可能原因有（ ）

    A. 患者因素   B. 环境因素   C. 精神症状影响

    D. 学科因素   E. 各种人员因素

2. 现代精神科护理工作的内容包括（ ）

    A. 心理护理   B. 睡眠护理   C. 保证医嘱的执行

    D. 基础护理   E. 特殊治疗的护理

三、简答题

现代精神科护理工作的内容有哪些？

参 考 答 案

一、单项选择题

1. C   2. A   3. D   4. C

二、多项选择题

1. ABC   2. ABCDE

三、简答题

现代精神科护理工作的内容包括一般内容和特殊内容。

1. 一般内容　包括基础护理、危机状态的防范与护理、特殊治疗的护理等。

2. 特殊内容

（1）心理护理：利用心理学的相关理论与知识帮助患者及家属以正确的态度认识和对待疾病。

（2）睡眠护理：护士要充分认识到睡眠障碍患者的安全隐患，为患者创造良好的睡眠环境，指导患者正确调整睡眠习惯、正确对待睡眠障碍。

（3）保证医嘱执行：保证安全、有效、及时执行不合作患者的各项护理工作，严防患者藏药、吐药。

（4）安全护理：护士要有高度的安全意识，严格执行各项护理常规和工作制度，加强安全管理，做好安全检查。

（郝以辉）

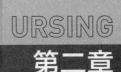

第二章

精神障碍的基本知识

实 践 指 导

【实践目的】

1. 掌握　精神障碍的症状分类、概念、临床表现和其常见于何种疾病。
2. 熟悉　精神障碍的分类和诊断标准。
3. 了解　精神障碍的病因学。

【实践地点】

精神病专科医院、综合医院精神科或心理科病房。

【实践内容】

1. 参观精神科病区,了解病区设置、管理与收治病种。
2. 带教老师讲解病房管理制度与注意事项,强调实习重点。
3. 典型病例介绍及访谈患者,理论联系实际学习每一个精神症状。
4. 带教老师总结精神科护理工作区别于其他科室的特殊性。

【实践用物】

1. 病历资料　供学生查阅患者的基本资料、相关治疗、检查及记录。
2. 标准化评估量表　供学生与患者访谈时进行症状评估。

【实践方法】

1. 集中示教　带教老师介绍实践课安排、学习内容、学习方法和分组安排。
2. 分组观摩　学生分成 8~12 人一组;结合典型教学案例,带教老师向学生介绍分析病例的典型症状。
3. 分组实践　在老师的引导下,每位组长分别带领自己的组员观察患者的情感反应、动作行为等外在表现,并与患者进行访谈,学习与精神障碍患者沟通的技巧,确认患者具有哪些精神症状;对患者进行健康教育、支持性心理治疗。

4. 总结和指导　带教老师观察、总结学生在实践过程中出现的问题,给予纠正和指导,演示正确做法,进一步指导学生掌握精神科访谈、沟通和观察的技巧,了解精神障碍患者维持治疗、防止复发的重要意义。

5. 布置家庭作业　学生根据自己的实践经历、感悟及老师的指导,依据护理程序,写一份详细的实践报告。

学 习 指 导

【知识点导图】

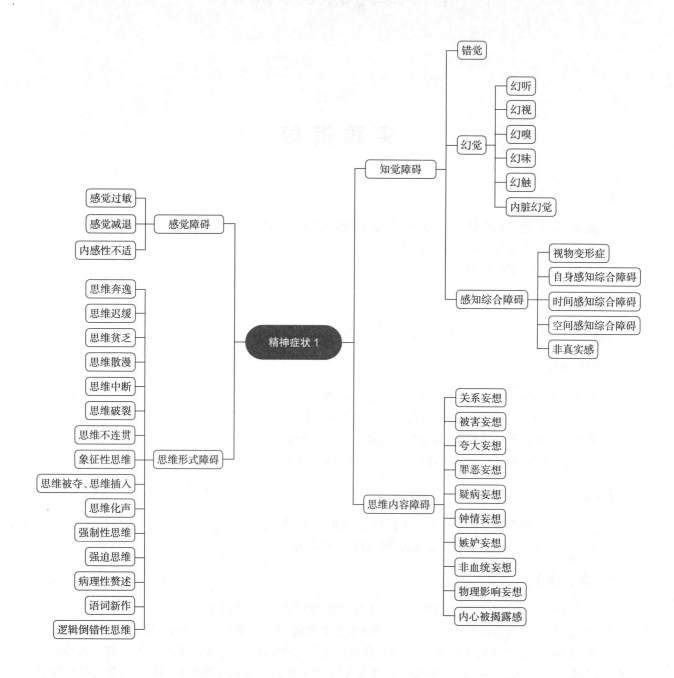

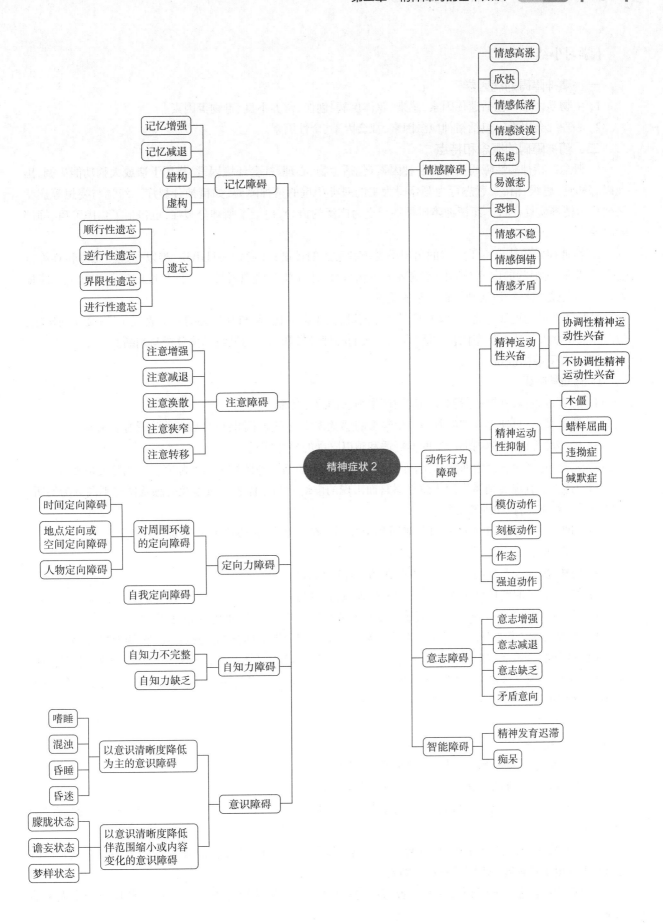

【学习小结】

一、精神障碍的病因学

1. 生物学因素　包括遗传因素,感染、躯体疾病、创伤、营养不良、毒物等因素。

2. 心理社会因素　包括精神应激因素、社会因素、个性因素。

二、精神障碍的概念和特点

1. 概念　精神病性障碍是指在各种因素(包括生物、心理、社会环境因素)作用下造成大脑功能失调,出现以感知觉、思维、情感、意志行为等障碍为主的一类严重的精神障碍,如精神分裂症。幻觉与妄想等症状又被称为精神病性症状。而精神障碍是一个更为广泛的概念,包括了精神分裂症,也包括了焦虑障碍、抑郁障碍等。

2. 精神症状的特点　①症状的出现不受患者意志的控制;②症状一旦出现,难以通过注意力转移等方法令其消失;③症状的内容与周围客观环境不相符合;④症状会给患者带来不同程度的痛苦和社会功能损害,这一点也是鉴别精神活动是否正常的关键。

判断精神活动正常与否,一般要从三个方面进行:①纵向比较,与其过去的一贯表现比较;②横向比较,与大多数正常人的精神状态比较;③结合当事人的心理背景和当时的处境具体分析与判断。

三、常见精神症状

1. 感知觉障碍

(1) 感觉过敏:对外界一般强度的刺激产生强烈的感觉体验。

(2) 感觉减退:对外界强烈的刺激产生轻微的感觉体验或完全不能感知(后者称为感觉丧失)。

(3) 内感性不适:躯体内部产生的不舒适和难以忍受的异样感觉。

(4) 错觉:对客观事物歪曲的知觉,即把实际存在的事物错误地感知为与实际完全不相符的事物。

(5) 幻觉:没有现实刺激作用于感觉器官而出现的虚幻的知觉体验。按涉及的感觉器官不同分为幻听、幻视、幻味、幻嗅、幻触和内脏幻觉。

(6) 幻听:是一种虚幻的听觉,即患者听到了并不存在的声音,是临床上最为常见的幻觉。

(7) 幻视:即患者看到了并不存在的事物。

(8) 幻味:患者尝到食物或水中并不存在的某种特殊的怪味道。

(9) 幻嗅:患者闻到环境中并不存在的某种难闻的气味。

(10) 幻触:在没有任何刺激时患者感到皮肤上有某种异常的感觉,如电麻感、虫爬感等。

(11) 内脏幻觉:患者身体内部某一部位或某一脏器虚幻的知觉体验,如血管拉扯感、肠道扭转感等。

(12) 感知综合障碍:指对客观事物的整体属性能正确认识,但是对事物的大小、形状、颜色、距离、空间位置等个别属性或某些部分产生了错误的感知。常见感知综合障碍包括:视物变形症、自身感知综合障碍、时间感知综合障碍、空间感知综合障碍、非真实感。

2. 思维障碍

(1) 思维形式障碍

1) 思维奔逸:思维联想速度加快、数量增多和转换加速。

2) 思维迟缓:思维联想速度减慢、数量减少和转换困难。

3) 思维贫乏:指联想概念与词汇贫乏,患者常表现出对提问回答"没有""嗯"等简短词语,患者会有"脑子里空空的"的感受。

4) 思维散漫:患者意识清晰,但联想松弛、内容散漫、缺乏主题,话题转换缺乏必要的联系,对其言语的主题及用意也不易理解,使人感到交谈困难。

5) 思维破裂:患者的言语或书写内容有结构完整的句子,但各句的意思互不相关,整段内容令人不能理解。

6) 思维不连贯:在意识障碍的背景下出现的言语支离破碎和杂乱无章状态。

7）思维中断：思维联想过程突然中断，表现为说话突然停顿，片刻之后又重新开始，但所谈主题已经转换。

8）思维被夺、思维插入：属于思维联想障碍，前者感到自己思想被某种外力突然抽走，而后者则表现为患者感到有某种不属于自己的思想被强行塞入自己脑中。

9）强制性思维：思维联想的自主性障碍，表现为患者感到脑内涌现大量无现实意义、不属于自己的联想，是被外力强加的。

10）病理性赘述：是指思维联想活动迂回曲折，联想枝节过多。

11）思维化声：患者在思考时，同时感到自己的思想在脑子里变成了言语声，自己和他人均能听到。

12）语词新作：患者自创符号、图形、文字、语言来表达一种离奇的概念，是概念的融合、浓缩、无关概念的拼凑。

13）象征性思维：概念转换，以无关的具体概念代替某一抽象概念，不经患者的解释，别人无法理解。

14）逻辑倒错性思维：以推理缺乏逻辑性为特点，患者推理过程既无前提也无根据，或因果倒置，推理离奇古怪，不可理解。

15）强迫思维：患者脑中反复出现同一内容的思维，明知不合理和没有必要，但是总是挥之不去。

（2）思维内容障碍（妄想）

1）妄想的概念和特征：妄想是病理性的歪曲信念，指一种个人所独有的和与自身密切相关的坚信不疑的观念，不接受事实与理性的纠正。其特征为：①信念歪曲，妄想无关于事实存在与否，而在于信念偏离常理或专业知识的程度；②坚信不疑，妄想不接受事实与理性纠正；③内容为个人所独有，与文化或亚文化群体的某些共同的信念不同，如迷信观念。

2）关系妄想：患者将环境中与其无关的事物坚信为是与其有关。

3）被害妄想：患者坚信自己被某些人或某组织进行迫害，如投毒、跟踪、监视、诽谤等。

4）夸大妄想：患者认为自己拥有非凡的才能、智慧、财富等，如称自己是著名的科学家、大富豪、国家领导人等。

5）罪恶妄想：患者毫无根据地坚信自己犯了严重的错误或罪恶，甚至认为自己罪大恶极、死有余辜，应受严厉惩罚。

6）疑病妄想：患者毫无根据地坚信自己患了某种严重的躯体疾病或不治之症，因而到处求医，各种详细的检查和反复的医学验证也不能纠正。

7）钟情妄想：患者坚信自己被某异性或许多异性钟情，对方的一言一行都是对自己爱的表达。

8）嫉妒妄想：患者无中生有地坚信自己的配偶对自己不忠、另有外遇，因此对配偶行为加以检查与跟踪，以寻觅其"婚外情"的证据。

9）非血统妄想：患者毫无根据地坚信自己不是其父母亲生的，虽经反复解释和证实，仍坚信不疑。

10）物理影响妄想：患者感到自己的思想、情感和意志行为受到某种外界力量的控制而身不由己。

11）内心被揭露感：患者感到内心所想的事情，未经语言文字表达就被别人以某种方式知道了，如患者坚信有人在他身上安装了特殊的发射装置，自己头脑中所想的事周围人都知道。

3. 注意障碍

（1）注意增强：为主动注意的兴奋性增强。

（2）注意减退：主动及被动注意兴奋性减弱和稳定性降低，表现为注意力难以唤起和维持。

（3）注意涣散：为被动注意兴奋性增强和注意稳定性降低，表现为注意力不集中，容易受到外界干扰而分心。

（4）注意狭窄：为注意广度和范围的显著缩小，表现为当注意力集中于某一事物时，不能再注意与之有关的其他事物。

（5）注意转移：为注意转换性增强和稳定性降低，表现为主动注意不能持久，很容易受外界环境影响而使注意的对象不断转换。

4. 记忆障碍

(1) 记忆增强:病理性的记忆增强,对病前不能够且不重要的事都能回忆起来。

(2) 记忆减退:是指记忆的三个基本过程普遍减退。

(3) 遗忘:指部分或全部不能回忆以往的经验。

(4) 虚构:是指在遗忘的基础上,患者以想象的、未曾亲身经历过的事件来填补自身经历的记忆缺损。

(5) 错构:是指在遗忘的基础上,患者对过去曾经历过的事件,在发生的地点、情节,特别是在时间上出现错误回忆,并坚信不疑。

5. 智能障碍

(1) 精神发育迟滞:是指先天或发育成熟以前(18 岁以前),由于各种原因影响智能发育所造成的智能低下和社会适应困难状态。

(2) 痴呆:智力发育成熟以后,由于各种原因损害原有智能所造成的智能低下状态。假性痴呆包括甘瑟综合征、童样痴呆。

6. 情感障碍

(1) 情感高涨:正性情绪增强,表现为不同程度、与环境不相符的病态喜悦,自我感觉良好。

(2) 欣快:表现为不易理解的、自得其乐的愉快状态。

(3) 情绪低落:负性情绪增强,患者表情忧愁、唉声叹气、心境苦闷,觉得自己前途灰暗,严重时悲观绝望而出现自杀企图及行为。

(4) 情感淡漠:对外界任何刺激缺乏相应的情感反应,缺乏内心体验。

(5) 焦虑:患者具有无故过分担心发生威胁自身安全和其他不良后果的心境体验,并有紧张、恐惧、坐立不安、搓手顿足、惶惶不可终日等行为表现。

(6) 恐惧:持续性地对特殊的人、物或情境产生惧怕,并有相应回避的现象。

(7) 易激惹:患者对刺激的反应性增高,一般性刺激即引起强烈而不愉快的情绪体验。

(8) 情感不稳:患者的情感反应极易发生变化,从一个极端波动至另一极端,显得喜怒无常,变化莫测。

(9) 情感倒错:指情感表现与其内心体验或处境不相协调,甚至截然相反。

(10) 情感矛盾:指同一时间对同一人或事物出现两种截然不同的情感反应,但患者并不意识到两者是相互矛盾的,没有痛苦和不安。

7. 意志障碍

(1) 意志增强:指意志活动增多。

(2) 意志减退:指意志活动的减少。

(3) 意志缺乏:指意志活动缺乏。

(4) 矛盾意向:指对同一事物同时出现两种完全相反的意向。

8. 动作行为障碍

(1) 精神运动性兴奋:指患者动作行为和言语活动的增加。①协调性精神运动性兴奋:指患者动作和行为的增加与思维、情感活动协调一致,并与环境密切配合。②不协调性精神运动性兴奋:主要指患者的言语动作增多与思维及情感不相协调。

(2) 精神运动性抑制:指患者动作行为和言语活动的减少,包括木僵、蜡样屈曲、缄默症、违拗症。

(3) 模仿动作:指患者无目的地模仿别人的动作。

(4) 刻板动作:指患者机械刻板地反复重复某一单调的动作。

(5) 作态:指患者作出古怪的、幼稚的动作、姿势、步态和表情。

(6) 强迫动作:指患者难以克制地重复某种动作行为。

9. 定向力障碍

(1) 对周围环境的定向障碍:①时间定向障碍;②地点定向或空间定向障碍;③人物定向障碍。

(2) 自我定向障碍。

10. 意识障碍

(1) 分类:以意识清晰度减低为主的意识障碍、以意识清晰度降低伴范围缩小或内容变化的意识障碍。

(2) 表现:①以意识清晰度减低为主的意识障碍,根据意识清晰度降低的程度,可分为嗜睡、混浊、昏睡及昏迷;②以意识清晰度降低伴范围缩小或内容变化的意识障碍分为朦胧状态、谵妄状态、梦样状态。

11. 自知力障碍 自知力又称领悟力或内省力,是指患者对自己精神状态的认识和判断能力。它包括三方面:对疾病的认识,即承认有病;对症状的认识,即对病变的行为表现以及各种不正常体验能正确分辨和描述,认识到它们是疾病的表现;对治疗的认识,即存在治疗依从性,有主动接受治疗的愿望或者服从治疗。

四、精神障碍的分类与诊断标准

对世界精神病学影响最大且为许多国家所采用的分类系统有两个:世界卫生组织《国际疾病分类》第11版(*International Classification of Diseases* version-11,ICD-11),精神与行为障碍分类和美国精神病学会的《精神障碍诊断和统计手册》第5版(*Diagnostic and Statistical Manual of Mental Disorders* fifth edition,DSM-5)。

【重点与难点】

1. 重点 常见精神症状的概念。

2. 难点 近似精神症状之间的鉴别,如内感性不适与内脏幻觉、思维破裂与思维不连贯、思维迟缓与思维贫乏、情感低落与情感淡漠、强迫思维与强制性思维等。

测 试 题

一、单项选择题

1. 感知的定义为( )

 A. 缺乏相应的客观刺激时的感知体验

 B. 客观刺激作用于感觉器官而被意识到的过程

 C. 对客观事物的错误感知

 D. 客观刺激作用于人脑的过程

 E. 客观事物在人脑中的再现

2. 引起错觉的常见因素**不包括**( )

 A. 谵妄状态 B. 焦虑、紧张等情绪因素 C. 疲劳

 D. 光线等环境因素 E. 知识水平不高

3. 幻觉的定义为( )

 A. 对客观事物的错误感受

 B. 对客观事物的胡思乱想

 C. 没有现实刺激作用于感觉器官而出现的虚幻的知觉体验

 D. 感觉到脑子中有个想法暗示自己如何做

 E. 客观刺激作用于感觉器官的知觉体验

4. 幻听最常见于( )

 A. 躁狂症 B. 抑郁症 C. 精神分裂症

 D. 癔症 E. 器质性精神障碍

5. 下列**不属于**思维形式障碍的是( )

 A. 思维迟缓 B. 思维散漫 C. 病理性赘述

 D. 牵连观念 E. 象征性思维

6. 关于思维迟缓的描述,正确的是(　　)
　　A. 思维迟缓是强迫症的典型症状　　　　　B. 思维迟缓是精神分裂症的典型症状
　　C. 思维迟缓是抑郁症的典型症状　　　　　D. 思维迟缓是癔症的典型症状
　　E. 思维迟缓是器质性精神障碍的典型症状

7. 有关记忆障碍的描述,正确的是(　　)
　　A. 部分或全部不能再现以往的经历称为记忆错误
　　B. 由于再现的失真而引起的记忆障碍称为遗忘
　　C. 患者以想象的、未曾亲身经历过的事件来填补亲身经历的记忆称为错构
　　D. 将过去经历过的事物在具体时间、具体人物或地点上搞错了称为错构
　　E. 虚构的患者一定存在意识障碍

8. 谵妄状态属于(　　)
　　A. 情感障碍　　　　　　　B. 思维障碍　　　　　　　C. 意识障碍
　　D. 记忆障碍　　　　　　　E. 感知障碍

9. 慢性脑病综合征一般**不出现**的精神障碍是(　　)
　　A. 记忆障碍　　　　　　　B. 思维障碍　　　　　　　C. 人格障碍
　　D. 意识障碍　　　　　　　E. 情绪障碍

10. 意识障碍的重要标志之一是(　　)
　　A. 定向力障碍　　　　　　B. 情感淡漠　　　　　　　C. 注意力集中困难
　　D. 记忆力障碍　　　　　　E. 自知力障碍

11. 精神障碍病因中的理化因素是(　　)
　　A. 年龄　　　　　　　　　B. 性别　　　　　　　　　C. 脑外伤
　　D. 家族史　　　　　　　　E. 灾难

12. 精神症状的特点有(　　)
　　A. 症状的出现和消失不能自控　　　　　　B. 妄想最先出现
　　C. 与周围环境相符　　　　　　　　　　　D. 时间短
　　E. 通过医生解释可以消除

13. 某患者表现为口若悬河,滔滔不绝,一个话题未完又转入另一个话题,这种症状属于(　　)
　　A. 感觉障碍　　　　　　　B. 思维奔逸　　　　　　　C. 妄想
　　D. 情绪失控　　　　　　　E. 思维破裂

14. 某患者觉得自己内心的想法被别人察觉,这种症状属于(　　)
　　A. 内心被揭露感　　　　　B. 被发现感　　　　　　　C. 思维错乱
　　D. 被害妄想　　　　　　　E. 关系妄想

15. 某患者觉得自己时刻被他人监视,这种症状属于(　　)
　　A. 思维破裂　　　　　　　B. 被害妄想　　　　　　　C. 物理影响妄想
　　D. 强迫症　　　　　　　　E. 关系妄想

16. 某患者总是抱着两个杯子,说一个杯子是她儿子,另一个杯子是她丈夫,她不能将儿子和丈夫丢下不管,这种症状属于(　　)
　　A. 思维破裂　　　　　　　B. 象征性思维　　　　　　C. 思维不连贯
　　D. 思维散漫　　　　　　　E. 妄想

17. 下列**不属于**感知综合障碍的是(　　)
　　A. 视物变形症　　　　　　　　　　　　　B. 对周围环境真实性的感知障碍
　　C. 错觉　　　　　　　　　　　　　　　　D. 对自身躯体结构方面的感知障碍
　　E. 视物变色

18. 下列各种思维障碍均多见于精神分裂症,**除外**(　　)

    A. 强迫思维   B. 象征性思维   C. 思维破裂

    D. 语词新作   E. 幻听

19. 某患者近3d来不吃饭,只喝水,说是有人一直告诉她饭里有毒,叙述病情时时不时做倾听状。该患者的症状属于(　　)

    A. 感觉障碍   B. 知觉障碍   C. 思维奔逸   D. 被害妄想   E. 思维破裂

20. 某患者把墙上的蜻蜓看成钉子,这种症状属于(　　)

    A. 错觉   B. 象征性思维   C. 幻觉

    D. 逻辑倒错性思维   E. 视物变形症

二、多项选择题

1. 判定某一精神活动是否异常时,一般从几个方面考虑,包括(　　)

    A. 纵向比较,与其过去的一贯表现比较

    B. 横向比较,与大多数正常人的精神状况比较,如差别是否具有显著性,持续时间是否超出一般限度

    C. 结合当事人的心理背景进行分析

    D. 结合当事人所处的具体环境进行具体分析和判断

    E. 精神症状是否持续存在,是否随时随地表现出来

2. 每一项精神症状均有明确定义,并具有以下特点(　　)

    A. 症状的出现不受患者意志控制

    B. 症状的出现受意志控制

    C. 症状可以通过转移的方法使其消失

    D. 症状内容与周围环境不相称

    E. 症状会给患者带来不同程度的社会功能损害

3. 常见的感知觉障碍有(　　)

    A. 错觉   B. 幻觉   C. 妄想

    D. 超价观念   E. 感知综合障碍

4. 关于强制性思维与强迫思维的说法,正确的是(　　)

    A. 强制性思维是指脑内突然涌现出大量无现实意义的联想

    B. 强迫思维是指脑内反复想同一个问题,明知没有必要,但又无法摆脱

    C. 强迫症及精神分裂症患者均可出现强迫思维

    D. 强迫性思维是强迫症的特征性表现

    E. 强制性思维是精神分裂症的特征性表现

5. 关于妄想的说法,正确的是(　　)

    A. 妄想内容与事实不符   B. 患者对妄想坚信不疑

    C. 妄想可以通过解释等心理治疗消除   D. 妄想可以影响患者的情感及行为

    E. 妄想的内容往往与患者本人有关

6. 精神运动性抑制可表现为(　　)

    A. 木僵   B. 模仿动作   C. 蜡样屈曲   D. 思维迟缓   E. 缄默症

7. 有关自知力的叙述,正确的是(　　)

    A. 指患者对自己精神状态的认识和判断能力

    B. 自知力缺乏是重性精神障碍常见的表现

    C. 重性精神障碍都没有自知力

    D. 自知力就是有病感

    E. 神经症患者有完整的自知力

三、名词解释

1. 精神病性障碍　　　　　　　　　　　2. 感觉与知觉
3. 精神运动性兴奋与精神运动性抑制　　4. 意志缺乏与意志增强
5. 错构与虚构

四、简答题

1. 如何理解定向力?
2. 如何理解自知力?
3. 何为木僵? 有哪些常见类型?
4. 试述精神症状的特点。怎样进行精神症状的观察与检查?

五、案例分析题

患者,女,21岁,大二学生。1个月前患者与男友分手后逐渐出现胃口差、早醒,心情压抑、烦躁,早上尤其明显。患者整天愁眉苦脸,对任何事情不感兴趣,连原来喜欢的浏览网店或购物也觉得无聊;说话少,不愿意和室友交流;生活懒散,一周洗一次澡,经常待在寝室不去上课;自觉变笨了,称自己是班上最笨的,感到前途渺茫,读书花钱连累了父母。发病以来饮食差,体重下降明显,并偶有消极观念,尚未有冲动行为。

体格检查和神经系统检查未发现异常。

请回答:

1. 该患者具有哪些精神症状?
2. 该患者最可能的诊断是什么?
3. 请写出诊断依据。

参 考 答 案

一、单项选择题

1. B　　2. E　　3. C　　4. C　　5. D　　6. C　　7. D　　8. C　　9. D　　10. A
11. C　　12. A　　13. B　　14. A　　15. B　　16. B　　17. C　　18. A　　19. B　　20. A

二、多项选择题

1. ABCD　　　2. ADE　　　3. ABE　　　4. ABCDE　　　5. ABDE
6. ACE　　　7. ABE

三、名词解释

1. 精神病性障碍:是指在各种因素(包括生物、心理、社会环境因素)作用下造成大脑功能失调,出现以感知觉、思维、情感、意志行为等障碍为主的一类严重的精神障碍。

2. 感觉与知觉:感觉是指大脑对客观事物的个别属性的反映(如形状、颜色、大小等)。知觉是在感觉基础上,大脑对事物的各种不同属性进行整合形成的整体印象。

3. 精神运动性兴奋与精神运动性抑制:精神运动性兴奋指患者行为动作和言语活动的增加,可分为协调性和不协调性两类。精神运动性抑制指患者行为动作和言语活动的减少,临床上包括木僵、蜡样屈曲、缄默症和违拗症。

4. 意志缺乏与意志增强:意志缺乏指意志活动缺乏,表现为对任何活动都缺乏动机、要求,生活处于被动状态,处处需要别人督促和管理,严重时本能的要求也缺乏,行为孤僻、退缩,且常伴有情感淡漠和思维贫乏。意志增强指意志活动增多。在病态情感或妄想的支配下,患者可以持续坚持某些行为,如有被害妄想的患者反复报警或求助等。

5. 错构与虚构:错构是指在遗忘的基础上,患者对过去曾经历过的事件,在发生的地点、情节,特别是在时间上出现错误回忆,并坚信不疑。虚构是指在遗忘的基础上,患者以想象的、未曾亲身经历过的事件来填补自身经历的记忆缺损。

四、简答题

1. 定向力指个体对时间、地点、人物以及自身状态的认识能力；对时间、地点和人物的认识能力称为对周围环境的定向力，对自身状态的认识能力称为自我定向力。

2. 自知力又称领悟力或内省力，是指患者对自己精神状态的认识和判断能力。它包括三方面：对疾病的认识，即承认有病；对症状的认识，即对病变的行为表现以及各种不正常体验能正确分辨和描述，认识到它们是疾病的表现；对治疗的认识，即存在治疗依从性，有主动接受治疗的愿望或者服从治疗。自知力是临床上进行诊断、鉴别诊断、预测疗效、判断预后的一个必不可少的重要指标。

3. 木僵指动作行为和言语活动被完全抑制，表现为不语、不动、不饮、不食，肌张力增高，面部表情固定，大小便潴留，对刺激缺乏反应，可维持很长时间。轻度木僵称作亚木僵状态，可见于精神分裂症、严重抑郁发作、应激障碍、神经认知障碍和严重药物不良反应等。木僵常见的类型有紧张性木僵、抑郁性木僵、心因性木僵、器质性木僵。

4. 精神症状一般具有以下特点：①症状的出现不受患者意志的控制；②症状一旦出现，难以通过注意力转移等方法令其消失；③症状的内容与周围客观环境不相符合；④症状会给患者带来不同程度的痛苦和社会功能损害，这一点也是鉴别精神活动是否正常的关键。

第一，应确定患者是否存在精神症状以及存在哪些精神症状；第二，应了解精神症状的强度、持续时间的长短，并评定其对社会功能影响的严重程度；第三，应善于分析各种症状之间的关系，确定哪些症状是原发的，与病因是否直接有关，是否具有诊断价值；哪些症状是继发的，是否与原发症状存在因果关系；第四，应重视对各种症状之间的鉴别，减少对精神障碍的误诊和漏诊；第五，应学会分析和探讨各种症状发生的可能诱因及影响因素，包括生物学和社会、心理因素，以利于建立针对性的护理计划来帮助治疗和消除症状；第六，在尽可能的情况下，帮助患者或家属明白不正常的表现是什么，不正常的原因可能是什么，如何应对才能消除这些不正常表现。

五、案例分析题

1. 该患者有显著而持久的心境低落、兴趣丧失、自我评价低、活动减少、消极观念、思维迟缓；躯体症状有胃口差、体重下降、睡眠差，并表现出"晨重夜轻"的生物节律。

2. 重度抑郁发作，不伴有精神病性症状。

3. 诊断依据包括以下几个方面：

(1) 症状学标准：心境低落、兴趣丧失、思维迟缓、自我评价低、活动减少、消极观念、食欲下降、睡眠差。

(2) 严重程度标准：学习能力和日常生活能力严重受损，自知力不完整。

(3) 病程标准：病程1个月，超过2个星期。

(4) 排除标准：体格检查和神经系统检查未发现异常。

（郝以辉）

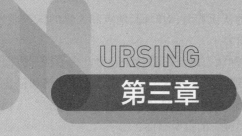

第三章

精神科护理技能

实 践 指 导

【实践目的】

1. 掌握　治疗性护患关系的要求和技巧;精神障碍患者的观察内容和记录方法。
2. 熟悉　建立治疗性护患关系的过程;精神障碍患者专科监护技能。
3. 了解　精神科患者的管理模式和康复方法。

【实践地点】

精神病专科医院、综合医院精神科或心理科病房。

【实践内容】

1. 在带教老师的带领下,运用所学知识和技能,与患者及家属进行访谈。交谈时掌握以下几点原则:尊重和理解患者,始终持有真诚及接纳患者的态度;交谈过程应循序渐进,首先从关心患者的饮食起居等基本情况开始,逐步涉及患者的症状、社会功能等问题;不批评、不指责、不否定,以鼓励为主;以患者为中心,鼓励患者参与等。

2. 在带教老师的带领下,学生运用护理程序评估有暴力行为的精神障碍患者,掌握暴力行为的风险防范,并为患者制订护理措施。

3. 在带教老师的带领下,学生运用护理程序评估有自杀行为的精神障碍患者,掌握自杀行为的风险防范、急救方法,并为患者制订护理措施。

【实践用物】

一般不需要特别准备,或按实践科室要求准备。

【实践方法】

1. 集中示教　带教老师介绍病房设置,讲解进入病房后的注意事项、护患沟通技巧、精神科风险防范内容,并选取一个典型案例进行示教。

2. 分组观摩 带教老师给出典型案例,学生运用所学的治疗性护患关系的知识,进行角色扮演,模拟护患交流。带教老师指导学生观察扮演者的言行,让学生在与扮演者的沟通中判断扮演者是否存在精神症状,存在什么样的精神症状,并学会如何与此类患者进行治疗性的沟通。

3. 分组实践 学生根据所学知识及分组观摩中学到的知识对一名患者进行评估。针对患者的精神状态使用恰当的沟通技巧,运用护理程序进行评估,并为患者制订护理措施。

4. 总结与指导 学生分组讨论在沟通中的体会与心得,带教老师对学生实践过程中存在的问题进行分析总结并进行指导。

5. 布置家庭作业 学生根据自己的实践经历及带教老师的指导,按照护理程序,以实践案例为蓝本,写一份详细的实践报告。

学 习 指 导

【知识点导图】

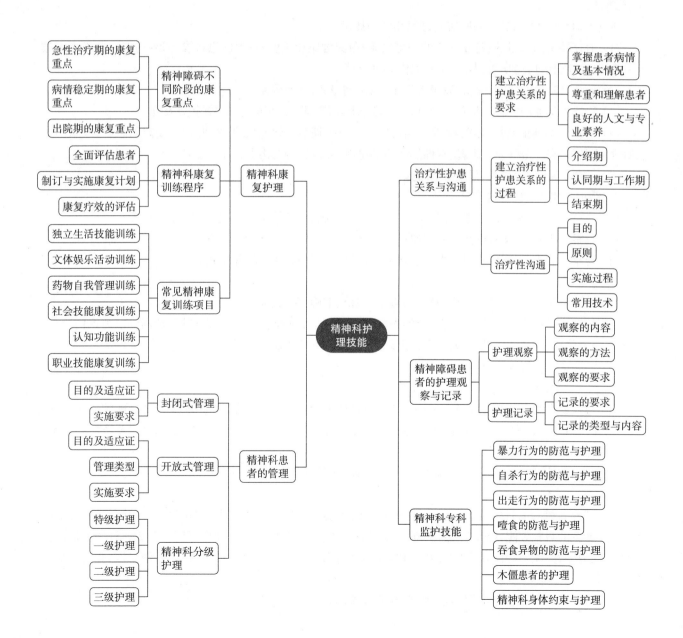

【学习小结】

一、治疗性护患关系与沟通

治疗性护患关系是一种以护士和患者人际关系建立过程为基础的、有一定界限的、持续性的、照护互动关系,也指护患关系的"治疗性",主要源于护士对患者的支持、尊重、鼓励、帮助或安慰,而并非指生物医学角度的康复和治愈。

1. 建立治疗性护患关系的要求

(1) 掌握患者病情及基本情况。

(2) 尊重和理解患者。

(3) 良好的人文与专业素养。

2. 建立治疗性护患关系的过程

(1) 介绍期:是建立相互信任的基础。

(2) 认同期与工作期:此期的主要目标是确认和解决患者的问题。

(3) 结束期:患者原有的症状或问题得到缓解,社会功能改善,自知力改善,护士应再次评估患者是否达到预期目标。

3. 治疗性沟通的目的、原则、实施过程和常用技术

(1) 治疗性沟通的目的:建立良好的护患关系;收集健康相关资料;促使患者参与治疗护理;向患者宣教健康知识,提高其自我护理能力;为患者提供心理支持。

(2) 治疗性沟通的原则:保密;以患者为中心;接纳患者;专业限制。

(3) 治疗性沟通的实施过程:准备与计划阶段、开始交谈阶段、交谈阶段、结束交谈阶段。

(4) 治疗性沟通的常用技术:倾听、共情、提问、支持、理解、解释、沉默;掌握对有妄想的患者、缄默不语或木僵的患者、有攻击行为的患者、有抑郁情绪的患者、异性患者的沟通技术。

二、精神障碍患者的护理观察与记录

1. 精神障碍患者的护理观察

(1) 观察的内容:患者的一般状况、精神症状、躯体情况、治疗情况、社会功能和心理需求。

(2) 观察的方法:直接观察法、间接观察法。

(3) 观察的要求:观察要有目的性、针对性、整体性,要在患者不知不觉中进行。

2. 护理记录

(1) 护理记录的要求:记录内容应客观、真实、规范、准确、及时、完整。

(2) 护理记录的类型与内容:入院健康评估单;护理风险评估监控记录单;日常生活活动能力评估单;一般护理记录单;危重护理记录单;健康教育记录单;身体约束评估监控记录单。

三、精神科患者的管理

1. 封闭式管理

(1) 封闭式管理的目的及适应证:封闭式管理有利于患者的组织、观察和治疗及护理措施的落实,可以有效防止不良事件的发生。封闭式管理适合精神障碍急性期,有攻击倾向、自杀、自伤风险及病情不稳定、行为紊乱的患者。

(2) 封闭式管理的实施要求:环境管理、制度建设、人员管理和人性化护理。

2. 开放式管理

(1) 开放式管理的目的及适应证:开放式管理的主要目的是让患者在住院期间与外界社会保持自由联系,发挥患者的自我效能,提高其对疾病的自我管理能力,使其更好地适应社会环境。开放式管理主要适合一些自知力较好、能安心住院、配合治疗,并能自觉遵守各项住院规章制度的患者,如病情稳定、康复期待出院的患者。

(2) 开放式管理类型:半开放式管理、全开放式管理。

(3) 开放式管理的实施要求:入院前评估与告知;强化制度管理;加强患者自主管理。

3. 精神科分级护理　特级护理、一级护理、二级护理、三级护理的护理指征和护理要求。

四、精神科康复护理

1. 精神科康复护理的目的及意义

(1) 目的:提高患者适应社会能力,改善职业功能水平,提高生活质量。

(2) 意义:减轻患者精神残疾、提高生活质量。

2. 精神障碍不同阶段的康复重点

(1) 急性治疗期的康复重点:尽早开展,预防残疾发生。

(2) 病情稳定期的康复重点:酌情给予患者认知功能训练、药物不良反应的识别与预防技能训练、独立生活技能训练,以提高患者的自我管理能力,减少其精神残疾发生率。

(3) 出院期的康复重点:疾病复发症状的早期识别和预防、药物自我管理能力训练、就业康复技能训练等,为回归适应社会做准备。

3. 精神科康复训练程序

(1) 全面评估患者:一般情况评估、精神症状的评估、社会功能的评估、躯体疾病的评估、优势评估。

(2) 制订与实施康复计划:明确康复目标,充分依据患者功能损害情况及家庭、社会对患者的要求来确定。在康复计划的实施过程中应及时观察患者的参与度,了解患者的康复训练感受,及时作出调整。

(3) 康复疗效评估:康复疗效的观察是一个动态连续的过程。可以通过评估工具定期对患者的康复训练效果进行评价,根据评价的结果确定新的康复目标,制订新的康复进程。

4. 常见精神康复训练项目　独立生活技能训练、文体娱乐活动训练、药物自我管理训练、社会技能康复训练、认知功能训练和职业技能康复训练。

五、精神科专科监护技能

(一) 暴力行为的防范与护理

精神科暴力行为是指精神障碍患者在精神症状的影响下突然发生的伤人、毁物等攻击性行为,对攻击对象或环境会造成不同程度的伤害或破坏。

1. 护理评估

(1) 暴力行为的风险评估:疾病因素、个人特征、诱发因素。

(2) 暴力行为的征兆评估:①行为,暴力行为发生前患者常常表现出一些兴奋对立的行为,包括拒绝接受治疗、不合作、不能静坐、来回踱步、握拳或用拳击物、下颚或面部的肌肉紧张等。②情感,愤怒、敌意、异常焦虑、异常欣快、激动和情感不稳定可能表示患者将失去控制。③语言,患者在出现暴力行为之前可能有一些言语的表达,包括对真实或想象的对象进行威胁,或提一些无理要求,说话声音大并具有强迫性等。④意识状态,思维混乱、精神状态突然改变、定向力障碍、记忆力损害也提示暴力行为可能发生。

(3) 评估工具:运用暴力风险筛查表对患者进行筛查,正确识别暴力高风险。

2. 常见护理诊断/问题

情绪失控　与幻觉、妄想、缺乏应对技巧有关。

有对他人施行暴力的危险　与幻觉、妄想、激越情绪等因素有关。

3. 护理目标

(1) 短期目标:①患者能够叙述导致暴力行为的原因和感受;②患者能应用已学技巧控制暴力行为;③患者攻击性言语与行为减少或消失。

(2) 长期目标:患者能够控制暴力行为,不发生暴力伤人毁物行为。

4. 护理措施

(1) 暴力行为的防范:及时观察和评估、合理安置、减少诱因、控制精神症状、加强病房的巡视工作、提高患者自控能力、加强人员培训。

(2) 暴力行为的处理:评估现场、寻求帮助、安抚患者、维护环境、保持沟通、迅速脱身、约束保护。

(3) 暴力后的恢复：患者行为重建、护士心理调适与反思。

5. 护理评价

(1) 患者是否能以积极的方式处理自己的愤怒情绪。

(2) 患者是否发生了攻击行为，有无伤害自己或他人情况。

(二) 自杀行为的防范与护理

自杀是指个体有意识地伤害自己的身体，以达到结束生命的行为。自杀是精神科较为常见的危机事件之一，也是精神障碍患者死亡的常见原因。

1. 护理评估

(1) 自杀的风险评估：疾病因素、心理危机事件、个性特征、自杀信念、应对资源和支持系统。

(2) 自杀的征兆评估：语言信息、情感信息、行为信息。

(3) 自杀评估的询问技巧：自杀观念的询问、自杀行为的询问、亲属自杀史的询问、痛苦情感的询问、支持因素的询问。

(4) 自杀评估工具：使用量表对患者进行自杀风险筛查和评估，正确识别自杀高风险并积极干预。

2. 常见护理诊断/问题

有自杀的危险　与严重的悲观情绪、无价值感、幻听等有关。

应对无效　与社会支持不足、处理事物的技巧缺乏有关。

3. 护理目标

(1) 短期目标：①患者在治疗期内不再伤害自己；②患者能够表达自己痛苦的内心体验，并向医护人员讲述；③患者人际关系有所改善。

(2) 长期目标：①患者不再有自杀意向，无自我伤害行为；②患者对自己的生活有积极的认识，并能维持良好的身体状况；③患者能够掌握良好的应对技巧，以取代自我伤害的行为。

4. 护理措施

(1) 自杀的防范措施：提供安全环境，加强危险物品管理；自杀高风险患者安置在重点观察室，必要时一对一监护；保持与患者的密切接触；与患者建立治疗性关系；连续评估自杀风险；给患者情感宣泄的机会；识别患者的能动性；鼓励患者参加有益的活动、充分动员和利用社会支持系统；培训与教育。

(2) 常见自杀行为如自缢、服毒、割腕、坠楼、撞击的紧急处理。

5. 护理评价

(1) 患者的抑郁情绪是否好转，能否自己述说不会自杀，或出现自杀意念时，能积极寻求帮助。

(2) 患者能否学会更多的向他人表达情感的有效方法，能否保持一个更为积极的自我概念，人际关系是否改善。

(三) 出走行为的防范与护理

出走行为是指患者在住院期间，未经医生批准，擅自离开医院的行为。由于精神障碍患者自我防护能力较差，出走可能会给患者或他人造成伤害。

1. 护理评估

(1) 出走的原因评估：疾病因素、环境影响、思念家人、对住院治疗的恐惧感、工作人员态度生硬等。

(2) 出走的风险评估：对住院患者可采用出走风险筛查表进行评估，并根据不同的风险程度采取相应的防范措施。

(3) 出走的征兆评估：意识清醒的患者多采用隐蔽的方法；患者常在门口附近活动，趁门前人员杂乱或工作人员不备时出走；患者四处寻找可出走的地方，如不结实的门、围墙等；处于朦胧状态或意识不清醒的患者，其出走无目的、无计划。

2. 常见护理诊断/问题

有出走的危险　与患者自知力缺乏、意识障碍等有关。

3. 护理目标　患者能对自身疾病和住院有正确的认识，表示能安心住院，住院期间未发生出走行为。

4. 护理措施

（1）出走的防范措施：对住院患者进行出走风险评估；与患者建立良好的治疗性信任关系；创造舒适的休养环境；加强安全防范措施；清点患者人数；尊重和关心患者；加强与家属的联系；做好护理人员的培训教育。

（2）出走的应急处理：立即启动应急预案、组织人员寻找、报告上级部门及通知家属协助寻找。患者返院后应给予关心和安抚，避免训斥和责备。

5. 护理评价　患者是否对自身疾病有正确的认识；是否能适应医院环境和安心住院；有无出走想法和计划，有无出走行为发生。

（四）噎食的防范与护理

噎食是指食物堵塞咽喉部或卡在食管的第一狭窄处，甚至误入气管，引起窒息。

1. 护理评估

（1）噎食的风险评估：抗精神病药物所致的锥体外系不良反应；脑器质性损害；患者急速进食；老年患者牙齿脱落，咀嚼不充分导致噎食等。

（2）噎食的风险评估方法：洼田氏饮水试验。

2. 常见护理诊断/问题

吞咽障碍　与抗精神病药物不良反应或神经认知障碍等有关。

有窒息的危险　与吞咽障碍或进食过急有关。

3. 护理目标　患者在住院过程中不发生噎食；患者了解噎食的相关原因和防范措施，能有效防止噎食。

4. 护理措施

（1）噎食的防范措施：进行噎食风险评估，对高风险患者设立警示标识。餐厅设置防噎食专座，进餐时对有噎食风险者重点看护；严密观察患者病情及药物不良反应；加强饮食管理，抢食及进食速度过快的患者应单独进食；做好患者、家属和陪护的健康教育；有噎食风险的患者避免进食黏性食物；对于卧床患者应采取特殊体位并进食半流质饮食。

（2）噎食的急救处理：立即就地抢救，措施包括鼓励患者咳嗽，清除口咽部食物，重度噎食者采用海姆立克手法抢救（立位腹部冲击法和仰卧位腹部冲击法）。

5. 护理评价

（1）各种预防措施是否有效，患者吞咽障碍情况是否改善。

（2）患者是否了解噎食的原因和防范措施，能否对所摄食物进行选择，有无噎食发生。

（五）吞食异物的防范与护理

吞食异物是指精神障碍患者在精神症状的影响下吞下非食用物品。

1. 护理评估

（1）相关因素：精神障碍患者受幻觉妄想支配而吞食异物；患者因心境抑郁出现自杀、自伤观念而吞食；痴呆及智力发育障碍者由于缺乏对食物的分辨能力而吞食异物；患者由于缺乏自知力不安心住院，为了出院而吞食等。

（2）吞食异物的表现：如锐利的刀口或玻璃片，以及尖峰的金属物可损伤器官或血管，引起胃肠穿孔或大出血；吞下较多的纤维织物可引起肠梗阻；吞食体温计、沐浴露等可引起中毒。

2. 常见护理诊断/问题

有受伤的危险　与吞食异物有关。

应对无效　与社会支持不足、个人缺乏应对技巧有关。

3. 护理目标　患者住院期间未发生吞食异物行为；患者学会合理的应对方式，能认识吞食异物的后果。

4. 护理措施

（1）吞食异物的防范：①护理人员应通过了解患者的病情、诊断和治疗，充分评估患者吞食异物的风险，对高风险的患者应安置在重点观察室看护，加强巡视，做好交接班。②应做好患者的心理护理和健康教育，护理人员应以耐心、尊重、接纳的态度与患者建立良好的护患关系，引导患者以适当方式表达和宣泄，增强控制行为的能力,耐心说明吞食异物导致的不良后果。了解患者吞食异物的原因,满足患者的合理需求。③加强对各类危险物品的管理,严格执行安全制度,经常检查病房环境及危险物品。为患者治疗时,应保管好安瓿和消毒剂,防止患者吞食。患者如果使用剪刀、针线、指甲钳等物品,应在护理人员的视线范围内进行。④加强探视亲属的教育,家属探视及患者假出院返院时要专人接待,做好安全检查,防止危险品带入病室。

(2) 吞食异物后的处理:一旦发现患者吞食异物,护士应沉着冷静,妥善安置患者,报告医生,并根据异物的种类进行处理。在不能确认是否吞食异物时,做好全面排查,必须时行影像学检查。

5. 护理评价

(1) 患者是否吞食了异物,以及是否发生了内出血、中毒等危险情况。

(2) 患者是否认识到吞食异物的危险性,学会积极应对的行为方式。

(六) 木僵患者的护理

木僵状态是指患者在意识清晰时出现的精神运动性抑制综合征,主要表现为患者的言语、动作和行为活动的减少甚至完全抑制。

1. 护理评估　木僵的原因与危险因素、分类及表现。

2. 常见护理诊断/问题

有受伤的危险　与自我保护能力缺失有关。

有对他人施行暴力的危险　与突然进入兴奋状态有关。

自理能力缺陷　与精神运动抑制有关。

营养失调:低于机体需要量　与不能自行进食有关。

有压力性损伤的危险　与长期卧床、精神运动性抑制有关。

有感染的危险　与长期卧床、抵抗力下降等有关。

有便秘、尿潴留的危险　与精神运动性抑制有关。

3. 护理目标　不发生患者受伤情况;不发生攻击伤害他人情况;自理能力恢复;营养供给能满足患者的机体需要量;住院期间未发生皮肤压力性损伤;未发生肺部及尿路感染等情况;患者排便正常,未发生便秘或尿潴留情况。

4. 护理措施　妥善安置、安全护理、基础护理、心理护理、重视功能锻炼、健康教育。

5. 护理评价　①患者有无发生受伤情况。②患者有无发生伤害他人情况。③患者自理能力是否恢复。④患者营养供给是否满足机体需要。⑤患者住院期间有无发生皮肤压力性损伤。⑥患者有无发生肺部及尿路感染等情况。⑦患者大小便是否正常,有无发生便秘或尿潴留情况。

(七) 精神科身体约束与护理

1. 适应范围　精神障碍患者在医疗机构内发生或者将要发生伤害自身、危害他人安全、扰乱医疗秩序的行为,医疗机构及其医务人员在没有其他可替代措施的情况下,可以实施约束、隔离等保护性医疗措施。

2. 基本要求　最小化约束原则;患者有利原则;约束过程中动态评估原则。

3. 实施过程　评估,包括评估患者情况、约束方式、约束环境;约束准备;实施约束;约束后护理。

4. 常见并发症的处理。

【重点与难点】

1. 重点

(1) 与患者建立良好的治疗性护患关系。

(2) 掌握与患者及家属沟通的技巧。

(3) 精神障碍患者康复护理。

2. 难点

(1) 评估患者精神科专科风险。

(2) 运用护理程序制订护理计划。

测 试 题

一、单项选择题

1. 尊重、真诚、沟通、倾听是（　　　）
   A. 护理基本内容　　　　　　　　　　B. 护理基本技能
   C. 基础护理　　　　　　　　　　　　D. 心理护理
   E. 生活护理

2. 精神科护士与患者间的人际距离多少较为合适（　　　）
   A. 小于 0.5m　　　　　B. 0.5~1m　　　　　C. 1.2~3.6m
   D. 3.6~5m　　　　　　E. 5m 以上

3. 下列做法中体现精神科护士对精神病患者人格尊重的是（　　　）
   A. 随时约束护理对象是经常使用的护理方法
   B. 主动接触护理患者,一视同仁
   C. 强迫性治疗恐吓、威胁可产生好的效果
   D. 给精神疾病患者的许诺可以不兑现
   E. 满足患者提出的任何要求

4. 关于精神科患者护理记录的要求,描述**不正确**的是（　　　）
   A. 项目书写齐全　　　　B. 字迹清晰　　　　C. 签全名和时间
   D. 可涂改　　　　　　　E. 记录要实事求是

5. 关于做好精神科安全工作的描述,**不恰当**的是（　　　）
   A. 掌握每位患者的病情,做到心中有数
   B. 加强巡视病房
   C. 确保病房设施安全
   D. 对玻璃器皿、锐利物品等要严加管理
   E. 对新入院患者要做好安全检查,而对探视返回的患者则不必严格控制

6. 通过患者的外表、体格、步态、精神状态、反应程度、个人卫生、随笔、日记、书信等了解患者的心理活动和病情变化是对患者的（　　　）
   A. 观察　　　　　　　　B. 沟通　　　　　　C. 查体
   D. 记录　　　　　　　　E. 健康教育

7. 关于治疗性护患关系建立的要素,描述**不正确**的是（　　　）
   A. 护理人员应有健康的心理
   B. 护理人员应用共情技巧
   C. 与患者争辩或给予严厉忠告
   D. 凡是能帮助患者的要多加利用
   E. 无条件接纳患者

8. **不属于**约束带适用对象的是（　　　）
   A. 有严重自杀、自伤行为者
   B. 极度兴奋,对周围及环境构成威胁者
   C. 对治疗及护理不合作、抗拒者
   D. 伴幻觉、妄想,但能劝阻者
   E. 运动灵活性欠佳或有行为问题者

9. 关于安全护理措施的描述,**不正确**的是（　　　）

    A. 对伤人、自杀、出走的患者要做到心中有数

    B. 病情严重者安置在重症监护病房 24h 监护

    C. 重点患者、病情处于急性期的患者持续约束

    D. 严加管理病区危险品

    E. 加强重点患者、重点时段、重点环节的护理

10. **不属于**精神科危机事件的是（　　　）

    A. 直立性低血压　　　　　　　B. 自伤、自杀行为　　　　　　C. 暴力行为

    D. 吞食异物　　　　　　　　　E. 噎食行为

11. 有关暴力行为处理的注意事项,描述**错误**的是（　　　）

    A. 与患者保持一个手臂的距离,预留退路

    B. 保持语言及行为的前后一致性

    C. 从患者后面悄悄接近

    D. 集体行动

    E. 用简单、清楚、直接的语言提醒患者暴力行为的结果

12. 服用抗精神病药物发生锥体外系不良反应,抑制吞咽反射,容易造成患者（　　　）

    A. 自杀　　　　　　　　　　　B. 暴力行为　　　　　　　　　C. 患者出走

    D. 吞食异物　　　　　　　　　E. 噎食

13. 有关噎食的预防护理中,**错误**的是（　　　）

    A. 严密观察病情和药物不良反应

    B. 吞咽反射迟钝者应给予软食,必要时给予半流质或流质饮食

    C. 抢食及暴饮暴食者安排集体进食

    D. 避免带骨、带刺的食物

    E. 暴食和抢食患者,控制进食速度

14. 患者有兴奋行为,击打物体、握拳、下颌或面部肌肉紧张,具有暗示性的语言,说话声音较大并具有强迫性等,是发生暴力征兆的（　　　）

    A. 行为评估　　　　　　　　　B. 社会评估　　　　　　　　　C. 情感评估

    D. 心理评估　　　　　　　　　E. 意识状态评估

15. 属于自杀的心理因素的是（　　　）

    A. 遗传　　　　　　　　　　　B. 躯体疾病　　　　　　　　　C. 绝望

    D. 社会隔离　　　　　　　　　E. 人口老龄化

16. 有明显幻觉和妄想的患者,被强迫住院,对住院恐惧,不适应住院环境,强烈思念亲人,最有可能出现（　　　）

    A. 自杀　　　　　　　　　　　B. 暴力行为　　　　　　　　　C. 出走

    D. 吞食异物　　　　　　　　　E. 噎食

17. 幻觉中与自杀关系最大的是（　　　）

    A. 评论性幻听　　　　　　　　　　　　B. 命令性幻听

    C. 议论性幻听　　　　　　　　　　　　D. 思维化声

    E. 思维鸣响

18. **不属于**木僵患者临床表现的是（　　　）

    A. 蜡样屈曲　　　　　　　　　　　　　B. 空气枕头

    C. 双目凝视　　　　　　　　　　　　　D. 病理性体征

    E. 刻板动作及刻板言语

19. 预防暴力行为的措施**不包括**（　　　）

    A. 合理安置患者,建立适宜环境　　　　　　B. 减少诱发因素

    C. 提高患者的自控能力　　　　　　　　　　D. 给予惩罚

    E. 加强对精神症状的控制

20. 发生暴力行为时的处理措施**不包括**（　　　）

    A. 寻求帮助　　　　　　　　　　　　　　　B. 将患者置于单人房间,让其自行处理

    C. 解除武装　　　　　　　　　　　　　　　D. 身体保护

    E. 药物治疗

21. 当患者发生自杀、自伤行为时,当班者首先应采取的措施是（　　　）

    A. 立即通知医生　　　　B. 立即通知护士长　　　　C. 及时准备抢救用物

    D. 及时进行应急处理　　E. 管理好其他患者

22. 木僵患者的护理措施中,**不正确**的是（　　　）

    A. 将患者安置在光线暗淡的单人隔离室内

    B. 在进行各种治疗护理操作前,不必给予解释

    C. 护理过程中应实行保护性医疗制度

    D. 定时翻身,预防压力性损伤

    E. 室内陈设应简洁,不应放置有危险性的物品,防止患者突然兴奋或起床时发生意外

23. 出走患者是指（　　　）

    A. 出现痴呆状态者　　　　　　　　　　　　B. 有兴奋躁动行为者

    C. 出现自伤、自杀意向者　　　　　　　　　D. 有擅自离院的企图和行为者

    E. 缄默状态者

24. 噎食的急救处理措施中,**不正确**的是（　　　）

    A. 就地抢救　　　　　　　　　　　　　　　B. 立即抠出患者嘴里的食物

    C. 心搏停止的患者立即心肺复苏　　　　　　D. 必要时气管切开

    E. 让患者自己慢慢恢复

25. 有关约束后护理的注意事项,描述**不正确**的是（　　　）

    A. 长时间约束者注意变换肢体位置

    B. 经常巡视,并做好记录

    C. 患者入睡后约束不用巡视

    D. 交班时做好详细床头交接

    E. 肩部保护时,腋下要垫棉垫和衣裤

（26~28 题共用下列题干）

患者,女,35 岁,近 1 个多月来入睡困难,对任何事都不感兴趣,整天愁眉苦脸,唉声叹气,总是说"活着没意思",被诊断为抑郁症,住进精神科病房。

26. 针对上述病史,首先应对该患者做好的护理措施是（　　　）

    A. 饮食护理　　　　　　B. 卫生护理　　　　　　　C. 睡眠护理

    D. 用药护理　　　　　　E. 安全护理

27. 责任护士经常与该患者见面,该患者说"你为什么要每天找我?"最合适的回答应该是（　　　）

    A. "我是你的责任护士"

    B. "我愿意为你花费时间"

    C. "这样做对你的康复有利"

    D. "我需要了解你的感受"

    E. "我会帮助你生活下去"

28. 责任护士发现该患者独自坐在电视机前,但并没有看电视,下列哪句话是和该患者打开话题最有效的表达( )

    A. "你怎么没看电视?"   B. "你不喜欢看这个频道吗?"

    C. "你感觉不舒服吗?"   D. "你在干什么?"

    E. "请告诉我你今天过得怎样?"

(29~31 题共用下列题干)

患者,男,25 岁,由公安人员送到精神病医院门诊。患者进门诊时不停骂着他的妻子。护送他的人代述:该患者在家多次无故打他妻子,经常与他人争吵打架,残忍杀戮宠物。医生初步诊断为反社会性人格障碍。

29. 入院后该患者最适合的护理诊断是( )

    A. 有对他人施行暴力的危险   B. 有对自己施行暴力的危险

    C. 焦虑   D. 社会隔离

    E. 恐惧

30. 该患者在病房为了自己的利益对病友采取暴力行为,护士对其应采取的最恰当的护理措施是( )

    A. 耐心劝说   B. 医学保护性约束   C. 病友劝说

    D. 让警察来处理   E. 让其妻子来教育

31. 继续治疗一段时间后,护理人员需高度注意的是( )

    A. 每天给予医学保护性约束,防止其再出现暴力行为

    B. 防止患者出现自杀

    C. 加强饮食护理

    D. 做好心理护理

    E. 与患者保持距离,对其不理不睬

二、多项选择题

1. 护士对精神障碍患者观察的内容包括( )

    A. 个人卫生状况   B. 躯体情况   C. 精神症状

    D. 治疗情况   E. 心理需求

2. 下列属于非语言沟通的是( )

    A. 面部表情   B. 点头   C. 眼神   D. 手势   E. 沉默

3. 倾听包括( )

    A. 否定不合理   B. 及时纠正   C. 适当的眼神交流

    D. 对话题感兴趣的态度   E. 适时反馈

4. 精神障碍患者护理记录的类型与内容包括( )

    A. 入院健康评估单   B. 护理风险评估监控记录单   C. 一般护理记录单

    D. 健康教育记录单   E. 日常生活活动能力评估单

5. 治疗性沟通的实施过程中准备与计划阶段的内容包括( )

    A. 熟悉患者资料   B. 准备环境   C. 提前通知患者会谈时间

    D. 不设定具体的会谈内容   E. 确定沟通目标

6. 开始交谈阶段护理人员需要( )

    A. 主动介绍自己

    B. 有礼貌地称呼患者,协助患者取舒适的体位

    C. 说明沟通的目的

    D. 创造一个无拘无束的沟通氛围

    E. 交谈可以随意发挥,不用说明大致需要的时间

7. 一级护理适用的护理对象是（　　　）
    A. 病情趋向稳定的重症患者　　　　　　　B. 精神症状不稳定的患者
    C. 伴有躯体疾病需密切观察者　　　　　　D. 生命体征尚有可能变化者
    E. 自理能力重度依赖的患者

8. 精神障碍患者的安全护理措施包括（　　　）
    A. 掌握病情，进行针对性防范　　　　　　B. 建立信任，利于发现危险征兆
    C. 严格执行护理常规与工作制度　　　　　D. 加强巡查，严防意外
    E. 进行安全常识教育

9. 属于暴力行为征兆的是（　　　）
    A. 来回踱步　　　　　　B. 下颌紧绷　　　　　　C. 思维混乱
    D. 说话声音大并具有强迫性　　E. 愤怒、敌意

10. 预防暴力行为发生的措施有（　　　）
    A. 建立良好的护患关系　　　　　　　　　B. 建立适宜的环境
    C. 减少诱发因素　　　　　　　　　　　　D. 提高患者自控能力
    E. 及时控制精神症状

11. 属于自杀征兆的是（　　　）
    A. 谈论死亡与自杀，表达想死的意念，常常发呆
    B. 开始分发自己的财产及处理自己的事情
    C. 失眠、体重减轻以及害怕夜晚来临
    D. 将自己与他人隔离，特别是将自己关在隐蔽的地方或反锁于室内
    E. 有抑郁症状较长时间后，无任何理由地突然开心

12. 噎食发生的原因包括（　　　）
    A. 抗精神病药物引起的锥体外系不良反应　　B. 电抽搐治疗后未完全清醒
    C. 脑器质性损害　　　　　　　　　　　　　D. 癫痫患者进食时抽搐发作
    E. 因病抢食，仓促进食

13. 预防噎食发生的措施包括（　　　）
    A. 密切观察病情及药物不良反应　　　　　B. 重点患者专人看护
    C. 所有患者集体进餐，便于照看　　　　　D. 抢食患者要控制进食速度
    E. 加强饮食管理

14. 噎食患者的表现有（　　　）
    A. 呼吸困难　　　　　　B. Heimlich 征象　　　　　C. 面色青紫
    D. 意识丧失　　　　　　C. 四肢发凉

15. 保护性约束的注意事项包括（　　　）
    A. 患者情绪激动时，可以不给予解释直接约束
    B. 约束患者要安置在单人房间
    C. 约束打结不宜过紧过松，以能伸进二指为宜
    D. 观察肢体血运
    E. 约束患者要进行床旁交接班

三、名词解释

1. 治疗性护患关系　　　　2. 治疗性沟通　　　　3. 共情
4. 直接观察法　　　　　　5. 间接观察法　　　　6. 精神科护理分级
7. 精神科康复护理　　　　8. 精神科暴力行为　　9. 自杀行为
10. 出走行为　　　　　　 11. 噎食　　　　　　 12. 木僵状态

四、简答题

1. 简述治疗性沟通的原则。

2. 简述治疗性沟通的常用技术。

3. 简述精神障碍患者的护理观察要求。

4. 简述精神障碍患者的护理记录要求。

5. 简述封闭式管理的目的及适应对象。

6. 简述开放式管理的目的及适应对象。

7. 简述精神障碍不同阶段的康复重点。

8. 简述精神科康复训练中如何全面评估患者。

9. 简述精神科一级护理的护理内容。

10. 如何对暴力行为发生的征兆进行评估?

11. 简述精神科暴力行为的预防要点。

12. 简述精神疾病患者自杀的护理措施。

13. 简述噎食的急救处理(立位腹部冲击法)。

五、案例分析题

患者,女,35岁。3年前无明显诱因渐出现精神失常,觉得周围的人都在议论她,别人的一举一动都与自己有关,认为大街上有人跟踪她,并要蓄意谋害她,因此而担心害怕。患者称在姐姐家时,晚上十点左右,从左邻右舍传来拿刀砍人的声音,吵得自己睡不着,但丈夫和姐姐均未听到,持续数天。以后常说楼上有声音,每天都吵得自己睡不着,但不知是什么声音。患者感觉到自己内心想的事情还没说出来别人就知道了,不知道别人是怎么知道的。患者把自己关在屋内服大量"感冒药"(具体不详),并将房子点燃后躺在床上。家属发现异常后将患者强行带到屋外。

请回答:

1. 该患者有哪些精神症状?

2. 该患者最可能的诊断是什么?

3. 提出针对此患者的护理诊断。

4. 制订针对该患者的护理措施。

参 考 答 案

一、单项选择题

1. B	2. B	3. B	4. D	5. E	6. A	7. C	8. D	9. C	10. A
11. C	12. E	13. C	14. A	15. C	16. C	17. B	18. D	19. D	20. B
21. D	22. B	23. D	24. E	25. C	26. E	27. D	28. E	29. A	30. B
31. D									

二、多项选择题

1. ABCDE	2. ABCDE	3. CDE	4. ABCDE	5. ABCE
6. ABCD	7. ABCDE	8. ABCDE	9. ABCDE	10. ABCDE
11. ABDE	12. ABCDE	13. ABDE	14. ABCDE	15. BCDE

三、名词解释

1. 治疗性护患关系:是一种以护士和患者人际关系建立过程为基础的、有一定界限的、持续性的、照护互动关系。

2. 治疗性沟通:是指以患者的健康为中心,护士帮助患者调适身心,应对应激,使其尽快从疾病状态向健康方向发展的有治疗目的的护患沟通。

3. 共情：又称"同理心"，指从对方的角度来理解其思想，体验其情感，并产生共鸣。

4. 直接观察法：护士通过与患者的直接接触，如面对面沟通或护理体检，从中了解患者的思维、情感、躯体等情况。

5. 间接观察法：护士可通过患者的亲属、好友、同事、病友了解患者的情况，或通过患者的书信、绘画及手工作品了解患者的思维内容和情感活动情况。

6. 精神科护理分级：患者入院后，医生根据患者病情（包括躯体、精神症状两方面）确定病情级别，护士根据 Barthel 指数（the Barthel index of ADL）确定自理能力等级，两者结合共同确定护理级别。

7. 精神科康复护理：是指运用一切可采取的手段，尽力纠正患者的病态表现，最大限度地恢复其适应社会生活的精神功能。

8. 精神科暴力行为：是指精神障碍患者在精神症状的影响下突然发生的伤人、毁物等攻击性行为，对攻击对象或环境会造成不同程度的伤害或破坏。

9. 自杀行为：是指个体有意识地伤害自己的身体，以达到结束生命的行为。

10. 出走行为：是指患者在住院期间，未经医生批准，擅自离开医院的行为。

11. 噎食：是指食物堵塞咽喉部或卡在食管的第一狭窄处，甚至误入气管，引起窒息。

12. 木僵状态：是指患者在意识清晰时出现的精神运动性抑制综合征，主要表现为患者的言语、动作和行为活动的减少甚至完全抑制。

四、简答题

1.（1）保密：沟通获得的有关患者病情及相关资料，护士应给予保密，不能在非医疗护理范围中扩散。

（2）以患者为中心：治疗性沟通以促进患者健康为目标，护士应当以患者的利益为中心，最大程度地保护患者利益。

（3）接纳患者：护士应理解患者的行为，不以批判的态度对待患者。

（4）专业限制：治疗性沟通是建立在护患关系基础上的沟通，内容应限于与患者健康相关的，护士也不宜过多自我暴露。

2. 治疗性沟通的常用技术包括倾听、共情、提问、支持、理解、解释、沉默。

3.（1）观察要有目的性、针对性：每位患者都是独特的个体，护士应事先了解患者的病情，再判断需要观察的重点内容。

（2）观察要有整体性。

（3）观察要在患者不知不觉中进行：精神症状的表现容易受到外界因素的影响，在相对自然的环境下患者的表现比较真实。

4.（1）记录内容应客观、真实：护士在记录中应注重接触患者过程中观察到的一些客观病情表现的描述，尽量少用主观判断及医学术语。

（2）记录内容应规范、准确：表述准确，字迹清楚，语句通顺。

（3）记录内容应及时、完整：护理记录的时效性对患者病情、治疗护理和医疗纠纷的分析都有重要的影响。

5. 封闭式管理有利于患者的组织、观察和治疗及护理措施的落实，可以有效防止不良事件的发生。封闭式管理适合精神障碍急性期，有攻击倾向、自杀、自伤风险及病情不稳定、行为紊乱的患者。

6. 开放式管理的主要目的是让患者在住院期间与外界社会保持自由联系，发挥患者的自我效能，提高其对疾病的自我管理能力，使其更好地适应社会环境。开放式管理主要适合一些自知力较好、能安心住院、配合治疗，并能自觉遵守各项住院规章制度的患者，如病情稳定、康复期待出院的患者。

7.（1）急性治疗期的康复重点：应当根据患者具体病情进行技能训练，包括指导患者如何适应住院环境，鼓励患者与他人交往表达内心感受，引导其参加集体活动，教会患者应对症状的技巧等。

（2）病情稳定期的康复重点：根据患者情况给予认知功能训练、药物不良反应的识别与预防技能训练、独立生活技能训练,以提高患者的自我管理能力,减少其精神残疾发生率。

(3) 出院期的康复重点:疾病稳定期后即进入出院期,此期的治疗重点是预防疾病发作,因此康复工作应着重帮助患者提高自我管理疾病的能力,改善其社会功能。

8. 评估内容包括一般情况评估、精神症状的评估、社会功能的评估、躯体疾病的评估、优势评估。

9. (1) 每 30min 巡视 1 次,观察患者病情变化。

(2) 根据患者病情测量生命体征。

(3) 根据医嘱正确实施治疗、给药措施。

(4) 根据患者病情正确实施相应的基础护理和专科护理,如风险防范护理、约束护理、压力性损伤护理及管路护理等,并实施安全措施。

(5) 实施床旁交接班。

(6) 提供护理相关的健康指导。

10. (1) 行为:暴力行为发生前患者常常表现出一些兴奋对立的行为,包括拒绝接受治疗、不合作、不能静坐、来回踱步、握拳或用拳击物、下颚或面部的肌肉紧张等。

(2) 情感:愤怒、敌意、异常焦虑、易激惹、异常欣快、激动和情感不稳定可能表示患者将失去控制。

(3) 语言:患者在出现暴力行为之前可能有一些语言的表达,包括对真实或想象的对象进行威胁,或提一些无理要求,说话声音大且具有强迫性等。

(4) 意识状态:思维混乱、精神状态突然改变、定向力障碍、记忆力损害也提示暴力行为可能发生。

11. 精神科暴力行为的预防要点包括及时观察评估、合理安置、减少诱因、控制精神症状、加强病房的巡视工作、提高患者自控能力、加强人员培训。

12. (1) 提供安全环境。

(2) 对自杀高风险患者须设置警示标志,并保持患者 24h 在视线范围内。

(3) 及时了解其心理动态,及时发现异常行为及自杀预兆。

(4) 在真诚、尊重、接纳和支持的基础上建立治疗性护患关系。

(5) 动态评估自杀风险,直到患者自杀风险消除。

(6) 给患者情绪宣泄的机会。

(7) 识别患者的能动性,肯定并鼓励患者的能力。

(8) 鼓励患者参加有益的活动。

(9) 充分动员社会支持系统,帮助患者了解可利用的资源。

(10) 指导患者利用支持系统。

(11) 培训与教育。

13. (1) 施救者站在患者身后,双手环抱患者腰部,一腿在前,于患者两腿之间呈弓步,另一腿在后伸直;如患者无法站立,施救者协助患者采取坐位,并跪在患者身后。

(2) 指导患者身体前倾、低头、张嘴,有利于气道异物排出。

(3) 施救者一手握拳,拳眼置于患者肚脐与剑突之间(脐上两横指处),用另一只手固定拳头,用力向内向上快速冲击 5 次。如为肥胖或怀孕者,施救者双臂从患者的双侧腋下环抱患者胸部,一手握拳,拳眼置于两乳头连线中间,另一手固定拳头,用力向内快速冲击。

五、案例分析题

1. 言语性幻听、关系妄想、被害妄想、内心被揭露感。

2. 偏执型精神分裂症。

3. 护理诊断

有自杀的危险 与严重的精神症状、悲观情绪等有关。

感知觉紊乱 与幻觉、妄想、感知觉改变有关。

睡眠型态紊乱 与情绪不稳、幻觉、妄想、警惕性高有关。

4. 护理措施

(1) 心理护理：与患者建立治疗性信任关系，尽量安排患者与家属及朋友多接触，减少患者与他人隔离的感觉。及时解决患者的心理压力，根据患者的病情和具体情况，可与患者讨论自杀的问题。

(2) 安全护理：①将患者安置在重症监护病房，在护理人员视线范围内；②严格执行护理巡视制度，密切观察患者自杀的先兆症状；③加强对病房设施安全检查，"有问题"时维修，严格做好药品及危险物品的保管工作，杜绝不安全因素；④密切观察患者的睡眠情况，对于入睡困难和早醒者护士应了解原因，要设法诱导患者入睡，无效时报告医生处理；⑤一旦发生自伤、自杀，应立即隔离患者进行抢救。对自伤、自杀后的患者应做好自伤或自杀后的心理疏导，了解患者心理变化，制订进一步的防范措施。

(3) 生活护理：保证患者适当的营养，观察患者的排泄情况，保证睡眠，适当休息，适当参加活动，在生活上给予关心照顾。

(4) 健康教育。

（肖爱祥）

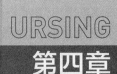

第四章

神经认知障碍及相关疾病患者的护理

实 践 指 导

【实践目的】

1. 掌握　神经认知障碍及相关疾病患者的护理。

2. 熟悉　神经认知障碍的基本概念和常见临床综合征;与神经认知障碍有关的常见脑部疾病;躯体疾病所致神经认知障碍及精神障碍。

3. 了解　与神经认知障碍有关的常见脑部疾病的治疗原则。

【实践地点】

精神病专科医院、综合医院精神科病房和重症监护病房。

【实践内容】

1. 参观精神病专科医院、综合医院精神科病房和重症监护病房,了解神经认知障碍住院患者的处理流程及注意事项。

2. 熟悉神经认知障碍的常见临床综合征。

3. 熟悉躯体疾病所致神经认知障碍及精神障碍的临床特征。

4. 掌握神经认知障碍及相关疾病护理的特点、注意事项、目的、原则和内容。

5. 了解与患者及其家属沟通的各种技巧及原则。

6. 通过案例讨论,了解神经认知障碍及相关疾病的病因、发展过程和临床特点、护理程序。

【实践用物】

工作服,进重症监护病房准备医用帽子、外科口罩、鞋套、隔离衣。

【实践方法】

1. 集中讲解　集中学习神经认知障碍及相关疾病的基本理论知识,介绍神经认知障碍住院患者的处理流程及注意事项,强调实习重点。

　　2. 分组观摩与实践 8~12 人/组,结合 1~2 个典型病例分组讲解神经认知障碍临床综合征的临床表现及护理的具体实施方法。然后参观病区,准备 2~3 个典型病例,通过与患者或家属沟通交流,引导学生分析症状。学生查看患者后,分组讨论分析神经认知障碍及相关疾病的具体精神症状、护理评估、护理措施,以及躯体疾病所致神经认知障碍的共同临床特征。

　　3. 总结与指导　总结分析学生实践过程中存在的问题,回顾接触神经认知障碍及相关疾病患者的方法,神经认知障碍及相关疾病的病因、危险因素及主要精神症状;并指导学生其护理重点与难点。

　　4. 布置家庭作业　根据实践经历及老师的指导,按照护理程序,以实践的案例为蓝本,写一份详细的实践报告。

学 习 指 导

【知识点导图】

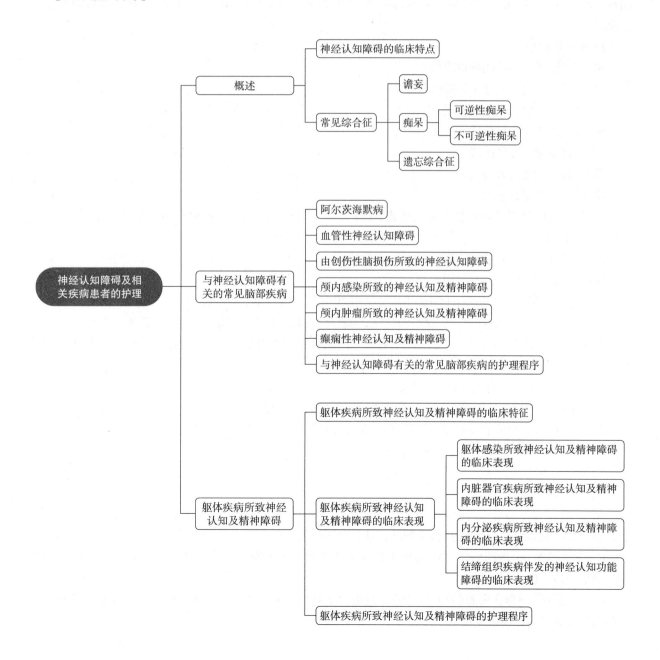

【学习小结】

1. 神经认知障碍及相关疾病是指由于脑部疾病或躯体疾病引起的精神障碍。与神经认知障碍有关的常见脑部疾病包括脑变性疾病、脑血管疾病、颅内感染、颅内肿瘤、脑外伤、癫痫等;躯体疾病常见躯体感染、重要脏器疾病、内分泌疾病、代谢性疾病及结缔组织疾病等。

2. 神经认知障碍及相关疾病的症状和病因的关系　不同的病因可以引起相同的精神症状,相同的病因也可以引起不同的精神症状。

3. 常见的神经认知障碍临床综合征

(1) 谵妄:又称急性脑综合征,核心表现是注意力障碍和意识障碍,伴随着其他认知损伤,如记忆障碍、定向力障碍、言语紊乱、视觉空间障碍、感知觉障碍以及睡眠觉醒周期的改变等。

(2) 遗忘综合征:又称科萨科夫综合征(Korsakoff syndrome),是一种选择性或局灶性认知功能障碍,主要特征为近事遗忘,无意识障碍,智能相对完好。

(3) 痴呆:又称慢性脑综合征,是严重而持续的认知障碍。主要特征为缓慢出现的智能减退,伴有不同程度的人格改变,无意识障碍。某些情况下,大脑的损伤不是永久性的,通过适当的治疗可以缓解或治愈。

1) 痴呆的进展

第1阶段:无认知功能减退阶段。

第2阶段:年龄相关性记忆障碍阶段。

第3阶段:轻度认知障碍阶段。

第4阶段:轻度痴呆阶段。

第5阶段:中度痴呆阶段。

第6阶段:重度痴呆阶段。

第7阶段:严重痴呆阶段。

2) 降低患痴呆的风险可能有益的措施:①保持体力活动;②保持社交活跃;③刺激大脑的学习活动;④戒酒;⑤戒烟;⑥远离毒品;⑦健康饮食;⑧充分管理心血管疾病。

3) 痴呆的治疗方法:包括药物治疗和非药物治疗。

可逆性痴呆的药物治疗:对因治疗。

不可逆性痴呆的药物治疗:①胆碱酯酶抑制剂;②谷氨酸抑制剂;③精神类药物。

非药物措施:①认知刺激疗法;②行为疗法;③蒙台梭利疗法;④现实定向疗法;⑤验证疗法。

4) 痴呆患者的管理方法:①使用外部记忆辅助工具;②固定的日常生活习惯;③压力管理;④治疗性环境。

4. 与神经认知障碍有关的常见脑部疾病

(1) 阿尔茨海默病:是一种不可逆的神经系统变性疾病,隐袭起病,进行性智能衰退,多伴有人格改变。

核心症状:日常生活能力的逐渐下降,精神症状和行为障碍,认知能力下降。

阿尔茨海默病的临床过程可分为三个阶段。

第一阶段:轻度痴呆期。

第二阶段:中度痴呆期。

第三阶段:重度痴呆或严重痴呆期。严重记忆力丧失,仅存片段的记忆;日常生活不能自理,大小便失禁,出现缄默、肢体僵直,可见锥体束征阳性,有原始反射,最终昏迷;多死于感染等并发症。

(2) 血管性痴呆:指脑血管疾病引起的,以痴呆为主要临床表现的疾病。急性或亚急性起病,病程进展具有明显的阶梯性、波动性。

(3) 由创伤性脑损伤所致的神经认知障碍:指由于对大脑的冲击或其他因素引起颅内大脑快速移位造成脑损伤而导致的神经认知障碍。

(4) 颅内感染所致的神经认知及精神障碍:主要介绍麻痹性痴呆。麻痹性痴呆是梅毒螺旋体侵入脑组织后慢性炎性反应的结果。其病理表现为神经细胞出现退行性病变,大量神经细胞脱失和坏死,皮质内部结构遭到严重破坏,脑萎缩以额叶最为明显。

(5) 颅内肿瘤所致的神经认知及精神障碍:颅内肿瘤可损害正常脑组织、压迫邻近脑实质或脑血管,造成颅内压增高,出现局灶性神经系统症状、癫痫发作或精神症状。有部分颅内肿瘤以精神症状为首发症状,缺乏神经系统定位体征。精神症状常包括神经认知障碍、情感症状和精神病性症状。

(6) 癫痫性神经认知及精神障碍:癫痫发作前、发作时、发作后、发作间期患者都可能出现精神症状。继发性癫痫和长期、严重的癫痫患者还可能出现记忆衰退、注意困难和判断能力下降等神经认知功能障碍。

5. 与神经认知障碍有关的常见脑部疾病的治疗原则　治疗原发疾病,对症控制精神症状,支持疗法,维持水、电解质及酸碱平衡等。

6. 与神经认知障碍有关的常见脑部疾病的护理程序

(1) 护理评估:①生理功能,包括一般状况、意识状况、原发疾病情况、神经系统症状和自理能力的评估;②精神症状,一般从知(感知觉、注意、记忆、智能、思维等)、情(情感)、意(意志、行为)三方面评估;③心理社会功能,包括个性特征、应对方式、对住院的态度、人际关系、家庭支持和经济状况的评估。

(2) 常见护理诊断/问题:①急性/慢性意识障碍;②营养失调:低于机体需要量;③睡眠型态紊乱;④卫生/穿着/进食/如厕自理缺陷;⑤有走失的危险;⑥有伤人、毁物的危险;⑦社会交往障碍。

(3) 护理目标:①患者意识恢复正常,生命体征平稳;②患者能够摄入足够的营养;③患者的睡眠状态改善,恢复正常睡眠型态;④患者生活自理能力逐步提高;⑤患者住院期间未发生走失事件;⑥患者住院期间未出现伤人、毁物行为;⑦患者的社会功能得到改善。

(4) 护理措施:①病情观察;②营养支持;③睡眠护理;④生活护理;⑤预防走失的护理;⑥预防伤人、毁物的护理;⑦改善社会功能的护理;⑧健康教育,包括病情观察、药物相关知识和照护技巧的教育。

(5) 护理评价:①患者生命体征和意识是否稳定;②患者是否摄入足够的营养;③患者的睡眠是否得到改善;④患者的生活自理能力是否逐步提高;⑤患者住院期间是否发生走失事件;⑥患者住院期间是否出现伤人、毁物行为;⑦患者的社会功能是否得到改善和维持。

7. 躯体疾病所致神经认知与精神障碍的共同临床特征

(1) 躯体疾病与精神障碍在发生、发展、转归上有时间和病情严重程度上的密切关系。

(2) 精神病性症状通常出现在躯体疾病的高峰期。

(3) 慢性躯体疾病常引起智能障碍和人格改变,智能障碍和人格改变也可由急性期迁延而来。

(4) 精神障碍缺少独特性,同一疾病可以有不同的精神症状,不同疾病又有类似的精神症状。

(5) 有相应的躯体疾病的症状、体征及实验室检查的阳性发现。

(6) 积极治疗原发疾病并及时处理精神障碍,可使精神症状好转。

8. 躯体疾病所致神经认知与精神障碍的临床表现

(1) 急性脑病综合征:主要表现为意识障碍(如谵妄)。

(2) 慢性脑病综合征:主要表现为智能障碍、人格改变、遗忘综合征。

(3) 脑衰弱症状群。

(4) 从疾病的急性期到慢性期过渡时间内,可有多种精神症状,复杂多变。

9. 躯体感染所致神经认知及精神障碍的临床表现

(1) 流行性感冒所致神经认知及精神障碍:早期可有脑衰弱综合征症状,高热时可出现意识障碍或谵妄状态,恢复期患者可残留睡眠问题以及抑郁焦虑样症状。

(2) 肺炎所致神经认知及精神障碍:多在高热时,以意识障碍最为多见。

(3) 伤寒所致神经认知及精神障碍:出现在伤寒的极期,可持续到恢复期,主要表现为急性脑病综合征,情感淡漠多见。

（4）病毒性肝炎所致神经认知及精神障碍：可出现脑衰弱综合征，也可出现情感障碍，病情严重时，可出现意识障碍、谵妄，甚至昏迷。

10. 几种内脏器官疾病所致神经认知及精神障碍的临床表现

（1）肺性脑病所致神经认知及精神障碍：早期表现为脑功能衰弱症状，随疾病发展出现意识障碍，可伴有幻觉和错觉，还可以出现类焦虑症、抑郁症或躁狂状态。

（2）心脏疾病所致神经认知及精神障碍：冠心病患者急性期可出现明显的焦虑、恐惧；风湿性心脏病可引起脑缺血，发生不同程度的意识障碍，还可出现抑郁样症状，部分患者可有幻觉、妄想；二尖瓣脱垂患者可表现为急性焦虑发作。

（3）肝性脑病所致神经认知及精神障碍：①前驱期以情绪和行为异常为主；②昏迷前期主要表现为意识清晰度下降，扑翼样震颤是主要体征；③昏睡期，患者意识清晰度明显下降，对言语刺激基本消失；④昏迷期：患者意识清晰度严重障碍，对言语和非言语的刺激均完全无反应。

11. 几种内分泌疾病所致神经认知及精神障碍的临床表现

（1）肾上腺功能异常所致神经认知及精神障碍：库欣综合征常伴有认知障碍，包括注意力不集中和记忆减退；类固醇治疗可出现精神病性症状或者躁狂样表现；急性肾上腺皮质功能减退症可表现为谵妄、木僵或昏迷；慢性肾上腺皮质功能减退的症状与抑郁症类似。

（2）甲状腺功能障碍所致神经认知及精神障碍：甲状腺功能减退症所致神经认知及精神障碍常表现为抑郁、思维迟缓、言语缓慢、反应迟钝、记忆力下降和注意力难集中等症状；甲状腺功能亢进所致神经认知及精神障碍患者主要表现为精神运动性兴奋，甲状腺危象时可出现意识障碍。

（3）性激素异常所致神经认知及精神障碍：主要指女性在月经、妊娠、分娩、绝经等情况下性激素平衡失调所致神经认知及精神障碍，如月经前期出现的情绪不稳、抑郁、焦虑、易激惹、睡眠障碍等症状；妊娠期出现的焦虑、抑郁、睡眠障碍和脑衰弱综合征等；围绝经期出现的抑郁、焦虑、偏执和脑衰弱综合征等。

（4）糖尿病所致神经认知及精神障碍：普遍存在焦虑、抑郁情绪，还常有轻度认知障碍。在发生严重并发症的早期可出现急性认知损害和意识障碍，包括谵妄。

12. 结缔组织疾病伴发的神经认知功能障碍

（1）类风湿性关节炎所致神经认知及精神障碍：可有焦虑和抑郁。治疗药物非甾体抗炎药和糖皮质激素有出现精神症状的副作用。

（2）系统性红斑狼疮所致神经认知及精神障碍：症状颇为复杂，可出现急性脑病综合征、慢性脑病综合征、躁狂综合征、抑郁综合征、分裂样精神障碍、各种类型的焦虑等症状。

13. 躯体疾病所致神经认知与精神障碍的护理程序

（1）护理评估：①生理功能，包括一般状况、原发躯体疾病和自理能力；②精神状况及行为方式；③心理社会功能，包括患者病前个性特征、兴趣爱好、生活方式、职业及受教育情况等，患者是否存在应激、长期的心理矛盾，对压力事件的处理方式等，对住院的态度，家庭关系和经济状况。

（2）常见护理诊断/问题：①营养失调：低于机体需要量；②睡眠型态紊乱；③卫生/穿着/进食/如厕自理缺陷；④有受伤的危险；⑤社会交往障碍；⑥有自伤、自杀的危险。

（3）护理目标：①患者能够摄入足够的营养；②患者的睡眠状态改善，恢复正常睡眠型态；③患者的生活自理能力逐步提高；④患者住院期间未发生跌倒事件；⑤患者的社会功能改善或维持；⑥患者住院期间未发生自伤、自杀事件。

（4）护理措施：①营养支持；②睡眠护理；③生活护理；④预防跌倒的护理；⑤改善社会功能的护理；⑥预防自伤、自杀的护理；⑦健康教育，向家属介绍药物治疗的相关知识，指导家属掌握观察病情变化的方法。

（5）护理评价：①患者是否摄入足够营养；②患者的睡眠是否得到改善；③患者的生活自理能力是否提高；④患者住院期间是否发生跌倒事件；⑤患者的社会功能是否改善和维持；⑥患者住院期间是否发生自伤、自杀事件。

【重点与难点】

1. 重点
(1) 谵妄的临床表现。
(2) 阿尔茨海默病的临床表现。
2. 难点
(1) 与神经认知障碍有关的常见脑部疾病的护理措施。
(2) 躯体疾病所致神经认知与精神障碍的临床特点。

测 试 题

一、单项选择题

1. 属于谵妄临床特征的是（　　　）
 A. 起病缓慢   B. 病程较长   C. 不可逆
 D. 昼轻夜重   E. 以记忆减退为主

2. 谵妄的核心症状为（　　　）
 A. 注意障碍   B. 意识障碍   C. 智能减退
 D. 妄想   E. 近事记忆障碍

3. 谵妄常见于（　　　）
 A. 精神分裂症   B. 恶性肿瘤   C. 抑郁障碍
 D. 阿尔茨海默病   E. 重症监护病房内的危重患者

4. 谵妄最常见的幻觉是（　　　）
 A. 视幻觉   B. 触幻觉   C. 听幻觉
 D. 嗅幻觉   E. 内脏幻觉

5. 遗忘综合征的临床表现**不包括**（　　　）
 A. 顺行性遗忘   B. 逆行性遗忘   C. 虚构
 D. 定向力障碍   E. 幻觉

6. 属于生理功能评估内容的是（　　　）
 A. 病前个性特征   B. 记忆完好程度   C. 人际关系状况
 D. 理解力、计算力、判断力 E. 有无意识障碍

7. 躯体疾病所致神经认知及精神障碍的护理目标**不包括**（　　　）
 A. 患者住院期间未发生走失事件
 B. 患者的睡眠得到改善
 C. 患者能够摄入足够的营养
 D. 患者住院期间未发生自伤、自杀事件
 E. 患者的社会功能得到改善或维持

8. 属于躯体疾病所致神经认知及精神障碍特点的是（　　　）
 A. 精神症状复杂多变
 B. 慢性脑病综合征通常有意识障碍
 C. 在躯体疾病的初期一般不伴有心慌、心悸、胸闷等躯体不适感
 D. 躯体疾病好转后精神症状立刻消失
 E. 急性脑病综合征通常由慢性躯体疾病迁延所致

9. 躯体疾病所致神经认知及精神障碍主要的护理诊断**不包括**(　　　)

    A. 营养失调   B. 睡眠作息规律   C. 有受伤的危险

    D. 社会交往障碍   E. 有自伤、自杀的危险

10. 关于神经认知障碍护理的描述,说法正确的是(　　　)

    A. 自杀风险高的患者,心情豁然开朗时通常表明药物取得良好效果

    B. 进食粗纤维食物不利于排便

    C. 鼓励家属根据自己掌握的方法处理患者的病情变化

    D. 有吞咽功能障碍者,予以半流质或正常饮食锻炼其吞咽功能

    E. 增加娱乐活动有助于指导患者建立良好的睡眠规律和习惯

11. 关于麻痹性痴呆的描述,说法**不正确**的是(　　　)

    A. 由感染梅毒所致

    B. 常见神经体征有阿-罗瞳孔

    C. 少年型麻痹性痴呆一般在 10 岁左右出现症状

    D. 脑萎缩以颞叶最为明显

    E. 对因治疗常选择青霉素或其他抗生素

12. 癫痫发作时的精神障碍包括(　　　)

    A. 癫痫性人格障碍   B. 癫痫性痴呆   C. 神游症

    D. 紧张性木僵   E. 精神分裂症样状态

13. 关于躯体疾病所致神经认知及精神障碍的临床特征的描述,说法**不正确**的是(　　　)

    A. 精神障碍与原发躯体疾病的病情严重程度呈平行关系

    B. 精神病性症状通常出现在躯体疾病的高峰期,多为昼重夜轻

    C. 精神障碍缺少独特性

    D. 治疗原发疾病可使精神症状好转

    E. 有相应的躯体疾病的症状、体征及实验室检查的阳性发现

14. 躯体疾病所致神经认知与精神障碍的护理评价中**不包括**(　　　)

    A. 患者是否摄入足够的营养

    B. 患者的睡眠是否得到改善

    C. 患者住院期间是否发生跌倒事件

    D. 患者的躯体疾病是否治愈

    E. 患者住院期间是否发生自伤、自杀事件

15. 患者,男,35 岁,骑摩托车上班路上摔倒,不省人事 10 多分钟,醒后能回忆当时情形,但无法记起如何被送到医院。这种情况属于(　　　)

    A. 虚构   B. 谵妄   C. 脑外伤后遗忘

    D. 错构   E. 潜隐记忆

16. 额叶肿瘤突出的神经认知障碍表现是(　　　)

    A. 人格改变   B. 情感淡漠   C. 木僵

    D. 嗜睡   E. 记忆障碍

17. 与神经认知障碍有关的常见脑部疾病的护理评估内容**不包括**(　　　)

    A. 自我照顾能力   B. 记忆能力   C. 生活环境

    D. 精神症状   E. 伤残等级

18. 血管性痴呆与阿尔茨海默病的主要鉴别要点是(　　　)

    A. 发病年龄   B. 记忆障碍   C. 情绪不稳

    D. 病程呈波动性   E. 幻觉、妄想

19. 谵妄生理功能方面的护理,最优先考虑的是( )
    A. 睡眠障碍　　　　　　　　B. 行为紊乱　　　　　　　　C. 维持生命需要
    D. 安全性　　　　　　　　　E. 大小便

20. 患者,男,75岁,远记忆受损,智能全面减退,无法胜任简单的家务,不能正确回答家人名字和年龄,不知饥饱,外出找不到家门,举动幼稚、不知羞耻。该患者最可能的诊断是( )
    A. 阿尔茨海默病早期　　　　　　　　B. 阿尔茨海默病中期
    C. 阿尔茨海默病晚期　　　　　　　　D. 正常的老年衰退
    E. 抑郁性假性痴呆

21. 急诊转来车祸脑外伤的患者,护士应重点评估的是( )
    A. 既往史　　　　　　　　　B. 意识状况　　　　　　　　C. 个性特征
    D. 家庭支持　　　　　　　　E. 智能状况

22. 关于躯体疾病所致神经认知与精神障碍的共同临床特征的描述,说法正确的是( )
    A. 精神障碍的表现只取决于躯体疾病的种类
    B. 精神障碍与原发躯体疾病的病情严重程度呈平行关系
    C. 急性期少有意识障碍
    D. 病情有昼重夜轻的变化
    E. 不同的躯体疾病其精神症状也不相同

23. 肝性脑病的临床分期为( )
    A. 前驱期-昏迷前期-昏迷期
    B. 前驱期-嗜睡期-昏迷前期-昏迷期
    C. 嗜睡期-昏迷前期-昏迷期
    D. 嗜睡期-昏迷早期-昏迷中期-昏迷后期
    E. 前驱期-昏迷前期-昏睡期-昏迷期

24. 肺性脑病的特征为( )
    A. 没有幻觉　　　　　　　　　　　B. 没有妄想
    C. 意识障碍为主要表现　　　　　　D. 认知障碍为主要表现
    E. 恐惧多见

25. 关于躯体疾病所致神经认知与精神障碍的治疗原则的描述,说法**不正确**的是( )
    A. 治疗原发躯体疾病　　　　　　　B. 支持治疗
    C. 对症治疗　　　　　　　　　　　D. 可使用抗精神病药物控制精神症状
    E. 心理治疗为主

26. **不属于**性腺功能异常所致神经认知及精神障碍的是( )
    A. 经前期综合征　　　　　B. 妊娠期精神障碍　　　　　C. 更年期精神障碍
    D. 甲状腺功能减退　　　　E. 产后抑郁症

27. 患者,女,26岁,情绪易激惹、活动增加、失眠,伴有心悸、消瘦、眼球突出半年,其首要治疗措施为( )
    A. 稳定情绪　　　　　　　　B. 治疗原发病　　　　　　　C. 治疗焦虑
    D. 治疗失眠　　　　　　　　E. 心理疏导

28. 患者,男,65岁,2个月前短暂意识丧失后摔倒,清醒后数周内出现思维迟缓、反应迟钝,听到有声音叫自己名字,情感脆弱,近2周记忆力明显减退,头颅MRI检查显示大脑多发性腔隙性脑梗死。该患者最可能的诊断为( )
    A. 血管性痴呆　　　　　　　B. 抑郁状态　　　　　　　　C. 阿尔茨海默病
    D. 谵妄　　　　　　　　　　E. 脑外伤所致精神障碍

29. 患者,男,30岁,有"癫痫"病史数十年,近1年出现思维缓慢,感觉"脑子转不过来",以自我为中心,固执,自私,冲动好斗,该患者最可能的诊断为(　　　)
    A. 精神分裂症　　　　　　　B. 癫痫性人格障碍　　　　　C. 朦胧状态
    D. 偏执型人格障碍　　　　　E. 分裂情感性障碍

30. 患者,男,76岁,结肠癌术后发热至39.5℃,不能区分白天黑夜,兴奋话多,喜欢拿起电话和自己爷爷聊天,不愿进食,整夜不眠,此时护理措施中尤其要注意(　　　)
    A. 营养支持　　　　　　　　B. 改善患者睡眠状态　　　　C. 预防压力性损伤
    D. 提高患者生活自理能力　　E. 改善患者的社会功能

31. 患者,男,70岁,8年前开始性格改变,不守信用、不负责任,无法记住重要的细节,如近亲的名字或家庭住址,忘记了自己的基本信息,如电话号码或地址,但能记住自己的名字,以及配偶和子女的名字,此时该患者处于痴呆的第几阶段(　　　)
    A. 第3阶段　　　　　　　　B. 第4阶段　　　　　　　　C. 第5阶段
    D. 第6阶段　　　　　　　　E. 第7阶段

(32~34题共用下列题干)

患者,女,67岁,3年前无明显诱因渐记忆减退,做事丢东忘西,能做一般家务,2年前加重,言语减少,有时不认物品,不认家人,不能做家务,生活能自理。1年前开始大小便难以自理,不会洗漱,不会换衣服,生活需家人协助料理。近半年,开始间断骂人,持续时间半小时到若干小时不等,发作时若有家人接近或劝阻,就骂或打接近之人,睡眠明显减少。患者无高血压、动脉硬化病史,查体未见神经系统定位体征。

32. 该患者最可能的诊断是(　　　)
    A. 抑郁症　　　　　　　　　B. 阿尔茨海默病　　　　　　C. 人格障碍
    D. 焦虑症　　　　　　　　　E. 血管性痴呆

33. 该病的临床表现**不包括**(　　　)
    A. 记忆障碍:近期记忆与远期记忆受损　　　B. 定向力障碍
    C. 计算力受损　　　　　　　　　　　　　　D. 思维不连贯
    E. 人格改变

34. 该患者的护理措施中,**错误**的是(　　　)
    A. 建立规律的睡眠习惯
    B. 固定床位,保证环境安全,防止走失
    C. 开展适宜的社会功能训练
    D. 提供照料补偿,避免发生意外
    E. 不能进行约束,以免患者对护理人员不信任

(35~37题共用下列题干)

患者,女,40岁,3d前出现高热、头痛、鼻塞、流涕,1d前出现神志模糊,夜间吵闹不安,白天较安静,面对医生询问神情茫然,反应迟钝,说白天是晚上,认为自己在国外旅游,睡眠节律颠倒,称看见墙上有蜈蚣在爬。

35. 当前该患者最合适的诊断为(　　　)
    A. 痴呆　　　　　　　　　　B. 谵妄　　　　　　　　　　C. 躁狂
    D. 癫痫发作　　　　　　　　E. 遗忘综合征

36. 该患者最重要的治疗是(　　　)
    A. 控制感染　　　　　　　　B. 控制精神症状　　　　　　C. 镇静
    D. 脱水降低颅内压　　　　　E. 心理治疗

37. 该患者的护理措施中,**不正确**的是(　　　)
    A. 专人护理,加强防范,立即予以镇静剂,并约束于床

B. 密切观察体温变化

C. 出现意识障碍,通过鼻饲或静脉输液补充营养

D. 创造一个安静、舒适的睡眠环境,避免强光刺激

E. 观察血压、脉搏、呼吸及瞳孔变化,判断是否发生颅内压增高、脑疝

(38~40题共用下列题干)

患者,男,78岁,高血压病史20余年,不规律服用降压药,血压控制差。10余年前开始记性变差,找不到回家的路,不能叫出家人姓名,家属未予重视。随后生活不能自理,常年卧床,大小便需家人帮助。

38. 该患者最可能的诊断是( )

　　A. 血管性痴呆　　　　　B. 麻痹性痴呆　　　　　C. 阿尔茨海默病

　　D. 额颞叶痴呆　　　　　E. 躯体疾病所致神经认知及精神障碍

39. 该患者常见的护理问题**不包括**( )

　　A. 意识障碍　　　　　　　　　　B. 营养失调:低于机体需要量

　　C. 有压力性损伤的危险　　　　　D. 有走失的危险

　　E. 睡眠型态紊乱

40. 该患者生理功能方面的护理措施**不包括**( )

　　A. 鼓励参与康复活动　　　　　　B. 评估吞咽功能

　　C. 创造安静、舒适的睡眠环境　　D. 防止压力性损伤及感染的发生

　　E. 观察生命体征、意识变化

二、多项选择题

1. **属于**神经认知障碍的是( )

　　A. 阿尔茨海默病　　　　B. 遗忘综合征　　　　C. 精神发育迟滞

　　D. 血管性痴呆　　　　　E. 麻痹性痴呆

2. 对晚期痴呆患者护理人员可以使用的方法包括( )

　　A. 暗示治疗　　　　　B. 使用外部记忆辅助工具　　C. 压力管理

　　D. 固定的日常生活习惯　　　E. 平静简洁的环境

3. 系统性红斑狼疮所致神经认知及精神障碍常见的精神症状包括( )

　　A. 急性脑病综合征　　　B. 慢性脑病综合征　　　C. 分裂样精神障碍

　　D. 躁狂综合征　　　　　E. 抑郁综合征

4. 与神经认知障碍有关的常见脑部疾病的护理目标包括( )

　　A. 患者的意识恢复正常,生命体征平稳

　　B. 患者住院期间未发生自伤、自杀事件

　　C. 患者恢复正常睡眠型态

　　D. 患者的社会功能恢复正常

　　E. 患者能够摄入足够的营养

5. 关于神经认知障碍护理的描述,说法正确的是( )

　　A. 意识障碍者,主要通过鼻饲或静脉输液补充营养

　　B. 谵妄状态者,遵医嘱予以镇静药物

　　C. 木僵状态者,注意突然出现的紧张性兴奋

　　D. 鼓励患者参与康复活动,促进恢复社会功能

　　E. 鼓励患者参与能够唤起以往技能的活动

6. 属于躯体疾病所致神经认知及精神障碍病因的是( )

　　A. 病毒性肝炎　　　　　B. 慢性阻塞性肺疾病　　　C. 风湿性心脏病

　　D. 库欣综合征　　　　　E. 梅毒

7. 有关躯体疾病所致神经认知及精神障碍的描述,说法正确的是( )

    A. 精神障碍与原发躯体疾病的病情严重程度呈平行关系

    B. 同一疾病可以有不同的精神症状,不同疾病又有类似的精神症状

    C. 智能障碍和人格改变通常出现在躯体疾病的高峰期

    D. 治疗原发疾病并及时处理精神障碍,可使精神症状好转

    E. 有相应的躯体疾病的症状、体征及实验室检查的阳性发现

8. 降低患痴呆的风险可能有益的措施包括( )

    A. 戒烟限酒   B. 降低血同型半胱氨酸水平   C. 避免刺激大脑的活动

    D. 进食谷类、植物性食物   E. 进行体力活动

9. 阿尔茨海默病的病理改变包括( )

    A. 弥漫性脑萎缩   B. 老年斑   C. 神经元纤维缠结

    D. 神经元减少   E. 脱髓鞘

10. 创伤性脑损伤所致的神经认知障碍的临床表现有( )

    A. 精神症状   B. 情感障碍   C. 人格改变

    D. 外伤性痴呆   E. 外伤后意识障碍

11. 谵妄时可出现( )

    A. 意识障碍   B. 幻觉、错觉   C. 思维破裂

    D. 遗忘   E. 精神运动性兴奋

12. 慢性脑病综合征的表现包括( )

    A. 遗忘综合征   B. 智能障碍   C. 人格改变

    D. 谵妄综合征   E. 意识障碍综合征

13. 符合阿尔茨海默病早期认知功能障碍表现的是( )

    A. 近记忆障碍   B. 学习新知识的能力明显下降   C. 计算力下降

    D. 结构区分能力下降   E. 观念运动性失用

14. 患者,男,40岁,1个月前头颅外伤后送至重症监护病房,处于"昏睡"状态,半个月前苏醒,醒后诉头痛、头晕,对事发后的经历全部遗忘。头颅 CT 检查显示额叶和颞叶有散在出血,出血量不大,医生建议保守治疗。出院后,该患者有可能出现的问题是( )

    A. 情感障碍   B. 颞叶癫痫   C. 外伤后人格改变

    D. 痴呆   E. 躁狂发作

15. 关于神经认知障碍有关的常见脑部疾病护理的描述,说法正确的是( )

    A. 意识障碍者,专人看护,病床加床挡,出现激越行为时,暂时给予保护

    B. 患者出现被害妄想时,掌握妄想内容及所怀疑对象,隔离被怀疑对象

    C. 患者出现器质性木僵时,做好基础护理,维持基本生理需要

    D. 痴呆患者,提供最大程度的照护

    E. 脑血管意外后出现抑郁状态者,观察情绪变化,防止自杀、自伤

16. 躯体疾病所致神经认知与精神障碍的特点包括( )

    A. 精神症状具有特异性,不同躯体疾病的精神症状各不相同

    B. 精神障碍与原发躯体疾病的病情严重程度呈平行关系

    C. 精神病性症状常出现在躯体疾病的高峰期

    D. 精神症状常有昼轻夜重的特点

    E. 疾病预后与原发疾病的治疗密切相关

17. 关于躯体疾病所致神经认知与精神障碍的发病机制的描述,说法正确的是( )

    A. 有害物质影响中枢神经系统功能

B. 躯体疾病引起机体代谢障碍,机体能量供应不足

C. 水、电解质及酸碱平衡失调等导致神经系统功能紊乱

D. 创伤引起机体发生应激反应

E. 躯体疾病导致中枢神经系统缺氧

18. 有关躯体感染所致神经认知及精神障碍临床表现的描述,说法正确的是(　　　　)

A. 急性期常见的精神症状有意识障碍或一些精神病性症状

B. 伤寒所致神经认知及精神障碍的精神症状一般出现在恢复期

C. 病毒性肝炎在疾病过程中可出现脑衰弱综合征

D. 流行性感冒所致神经认知及精神障碍的早期,一般出现脑衰弱综合征症状

E. 在感染后期,出现焦虑情绪或一些人格改变

19. 有关内脏器官疾病所致神经认知及精神障碍的描述,说法正确的是(　　　　)

A. 肺性脑病的主要表现为意识障碍

B. 冠心病急性期患者出现明显的焦虑、紧张和恐惧

C. 冠心病如同时伴有脑梗死,可出现各种类型的意识障碍

D. 风湿性心脏病导致的精神障碍以脑衰弱综合征症状为主

E. 肝性脑病的前驱期主要表现为意识障碍

20. 肝性脑病各期的临床表现包括(　　　　)

A. 前驱期以情绪和行为异常为主

B. 昏迷前期表现为嗜睡,并伴有定向障碍

C. 昏睡期意识清晰度明显下降,对言语刺激应答基本消失

D. 昏睡期对非言语强刺激有部分应答

E. 昏迷期对言语和非言语刺激均完全无反应

21. 甲状腺功能亢进所致神经认知及精神障碍的表现包括(　　　　)

A. 易激惹　　　　　　　　B. 活动增加　　　　　　　　C. 幻觉

D. 妄想　　　　　　　　　E. 失眠

(22~24 题共用下列题干)

患者,男,28 岁,半年前出现剧烈头痛,有时突然晕厥,抽搐,口吐白沫。头颅 MRI 检查发现颞叶有 15mm × 15mm × 15mm 的占位性病变。近 1 个月来,头痛加剧,频繁晕厥,抽搐发作,记忆力明显下降,频繁出现凭空闻人语。复查头颅 MRI 检查显示肿瘤明显变大。

22. 该患者未来可能会出现的症状包括(　　　　)

A. 意识障碍　　　　　　　B. 人格改变　　　　　　　　C. 幻视

D. 紧张性木僵　　　　　　E. 情感高涨

23. 该患者的治疗原则是(　　　　)

A. 治疗肿瘤,降低颅内压　　　　　　　　B. 有效控制精神症状

C. 保证营养支持　　　　　　　　　　　　D. 维持水、电解质平衡

E. 采用电抽搐治疗

24. 该患者可能存在的护理问题有(　　　　)

A. 突发/渐进性意识障碍　　　　　　　　B. 生活自理能力缺陷

C. 社会交往障碍　　　　　　　　　　　　D. 营养失调:低于机体需要量

E. 睡眠型态紊乱

三、名词解释

1. 神经认知障碍　　　　　　2. 谵妄　　　　　　　　3. 遗忘综合征

4. 痴呆

四、简答题

1. 血管性痴呆与阿尔茨海默病的临床表现有哪些差异?

2. 简述有助于改善痴呆症状的非药物措施。

3. 简述痴呆患者的管理方法。

4. 简述阿尔茨海默病的核心症状。

5. 简述与神经认知障碍有关的常见脑部疾病的护理评估。

6. 简述与神经认知障碍有关的常见脑部疾病的常见护理诊断与护理目标。

7. 简述与神经认知障碍有关的常见脑部疾病的护理措施与护理评价。

8. 简述躯体疾病所致神经认知与精神障碍的共同临床特征。

9. 简述躯体疾病所致神经认知与精神障碍患者的常见护理诊断与护理目标。

10. 简述躯体疾病所致神经认知与精神障碍患者的护理措施与护理评价。

参 考 答 案

一、单项选择题

1. D	2. B	3. E	4. A	5. E	6. E	7. A	8. A	9. B	10. E
11. D	12. C	13. B	14. D	15. C	16. A	17. E	18. D	19. C	20. C
21. B	22. B	23. E	24. C	25. E	26. D	27. B	28. A	29. B	30. A
31. C	32. B	33. D	34. E	35. B	36. A	37. A	38. C	39. D	40. A

二、多项选择题

1. ABDE	2. BCDE	3. ABCDE	4. ABCE	5. ACDE
6. ABCD	7. ABDE	8. ABDE	9. ABCD	10. ABCDE
11. ABDE	12. ABC	13. ABCDE	14. ABC	15. ABCDE
16. BCDE	17. ABCDE	18. ACD	19. ABC	20. ABCDE
21. ABCDE	22. ABCDE	23. ABCD	24. ABCDE	

三、名词解释

1. 神经认知障碍:是获得性的认知功能缺损,不包括出生或生长发育过程中出现的认知障碍。

2. 谵妄:是以注意力障碍和意识障碍为特征,在短时间内产生并在一天内症状呈现波动变化的一组综合征,通常伴随着其他认知损伤,如记忆障碍、定向力障碍或言语紊乱、视觉空间障碍、感知觉障碍以及睡眠觉醒周期的改变等。谵妄是一组急性、一过性、广泛性的认知障碍。

3. 遗忘综合征:又称科萨科夫综合征(Korsakoff syndrome),是一种选择性或局灶性认知功能障碍,主要特征为近事遗忘,无意识障碍,智能相对完好。

4. 痴呆:又称慢性脑综合征,是严重而持续的认知障碍。主要特征为缓慢出现的智能减退,伴有不同程度的人格改变,无意识障碍。

四、简答题

1. 血管性痴呆与阿尔茨海默病临床表现的差异见表 4-1。

表 4-1 血管性痴呆与阿尔茨海默病临床表现的差异

内容	血管性痴呆	阿尔茨海默病
认知功能	局限性缺损	渐进性全面衰退
人格改变	相对缓慢	明显,进展快
情感	脆弱,强制性哭笑	衰退,情感淡漠

续表

内容	血管性痴呆	阿尔茨海默病
病史	高血压、动脉硬化史	遗忘逐渐发展史
早期突出症状	言语障碍明显	记忆力障碍突出
起病方式	起病快,阶段性恶化	起病慢,呈进展性
神经系统定位体征	局限性	无
自知力	保持较久	早期丧失

2. ①认知刺激疗法;②行为疗法;③蒙台梭利疗法;④现实定向疗法;⑤验证疗法。

3. ①使用外部记忆辅助工具;②固定的日常生活习惯;③压力管理;④治疗性环境。

4. 日常生活能力的逐渐下降,精神症状和行为障碍,认知能力下降。

5. ①生理功能:包括一般状况、意识状况、原发疾病情况、神经系统症状和自理能力的评估;②精神症状:一般从知(感知觉、注意、记忆、智能、思维等)、情(情感)、意(意志、行为)三方面评估;③心理社会功能:包括个性特征、应对方式、对住院的态度、人际关系、家庭支持和经济状况的评估。

6. (1)常见护理诊断:①急性/慢性意识障碍;②营养失调:低于机体需要量;③睡眠型态紊乱;④卫生/穿着/进食/如厕自理缺陷;⑤有走失的危险;⑥有伤人、毁物的危险;⑦社会交往障碍。

(2)护理目标:①患者意识恢复正常,生命体征平稳;②患者能够摄入足够的营养;③患者的睡眠状态改善,恢复正常睡眠型态;④患者生活自理能力逐步提高;⑤患者住院期间未发生走失事件;⑥患者住院期间未出现伤人、毁物行为;⑦患者的社会功能得到改善。

7. (1)护理措施:①病情观察;②营养支持;③睡眠护理;④生活护理;⑤预防走失的护理;⑥预防伤人、毁物的护理;⑦改善社会功能的护理;⑧健康教育,包括病情观察、药物相关知识和照护技巧的教育。

(2)护理评价:①患者生命体征和意识是否稳定;②患者是否摄入足够的营养;③患者的睡眠是否得到改善;④患者的生活自理能力是否逐步提高;⑤患者住院期间是否发生走失事件;⑥患者住院期间是否出现伤人、毁物行为;⑦患者的社会功能是否得到改善和维持。

8. (1)躯体疾病与精神障碍在发生、发展、转归上有时间和病情严重程度上的密切关系。

(2)精神病性症状通常出现在躯体疾病的高峰期。

(3)慢性躯体疾病常引起智能障碍和人格改变,智能障碍和人格改变也可由急性期迁延而来。

(4)精神障碍缺少独特性,同一疾病可以有不同的精神症状,不同疾病又有类似的精神症状。

(5)有相应的躯体疾病的症状、体征及实验室检查的阳性发现。

(6)积极治疗原发疾病并及时处理精神障碍,可使精神症状好转。

9. (1)常见护理诊断:①营养失调:低于机体需要量;②睡眠型态紊乱;③卫生/穿着/进食/如厕自理缺陷;④有受伤的危险;⑤社会交往障碍;⑥有自伤、自杀的危险。

(2)护理目标:①患者能够摄入足够的营养;②患者的睡眠状态改善,恢复正常睡眠型态;③患者的生活自理能力逐步提高;④患者住院期间未发生跌倒事件;⑤患者的社会功能改善或维持;⑥患者住院期间未发生自伤、自杀事件。

10. (1)护理措施:①营养支持;②睡眠护理;③生活护理;④预防跌倒的护理;⑤改善社会功能的护理;⑥预防自伤、自杀的护理;⑦健康教育,向家属介绍药物治疗的相关知识,指导家属掌握观察病情变化的方法。

(2)护理评价:①患者是否摄入足够营养;②患者的睡眠是否得到改善;③患者的生活自理能力是否提高;④患者住院期间是否发生跌倒事件;⑤患者的社会功能是否改善和维持;⑥患者住院期间是否发生自伤、自杀事件。

NURSING

第五章

物质使用与成瘾行为所致障碍患者的护理

实 践 指 导

【实践目的】

1. 掌握　各类物质使用与成瘾行为所致障碍的临床特点与护理要点;护理程序在各类物质使用与成瘾行为所致障碍患者中的应用。

2. 熟悉　物质使用与成瘾行为所致障碍的分类、防治原则与治疗方法。

3. 了解　物质使用与成瘾行为所致障碍的相关因素、现况与趋势、预后;精神科戒毒病区、戒烟门诊等的护理管理和工作特点。

【实践地点】

精神病专科医院、综合医院精神科或心理科病房。

【实践内容】

1. 参观物质依赖病房,了解病区情况、管理制度、疾病种类、工作范围和特点等。

2. 讨论物质使用与成瘾行为所致障碍患者的临床特点,以及相应的护理管理策略。

3. 与物质使用与成瘾行为所致障碍患者进行沟通交流。与患者交谈时应持有真诚、尊重、接纳和非批判性的态度,耐心倾听,涉及隐私问题时应注意交流方式,注意给予患者情绪支持。

4. 运用护理程序,在系统评估患者躯体、心理和社会各方面因素的基础上,为物质使用与成瘾行为所致障碍患者提出针对性的护理方案。

5. 讨论物质使用与成瘾行为所致障碍患者的常用护理策略,并在指导下具体实施对患者的心理社会支持,开展健康教育。

【实践用物】

1. 会议室/访谈室　供学生与患者进行访谈,老师进行示教等。

2. 病历资料　供学生查阅患者的基本资料、相关治疗、检查及记录。

3. 标准化评估量表　供学生与患者访谈时进行评估。

4. 精神科病房内的环境设施　符合精神科安全管理要求,让学生能参与到重点患者护理等环节。

【实践方法】

1. 集中示教　在物质使用与成瘾行为所致障碍患者的护理理论学习之后安排本次实践学习,由带教老师统一讲解实践学习的目标、安排和注意事项,并介绍病区基本情况、管理制度、疾病类型、工作范围和特点,以及护理管理策略,使学生对物质使用与成瘾行为所致障碍患者的护理有一个总体了解。

2. 分组观摩　学生分组参观病房,8~12 人一组,在参观物质依赖病房、门诊等的过程中,通过对病房环境、患者组织安排等的观察,进一步熟悉该类精神障碍的性质、临床特点以及护理工作特点。

3. 分组实践　每组学生探视 1 例典型的物质使用与成瘾行为所致障碍患者,并在带教老师指导下与患者进行沟通交谈,同时观察患者的情绪和行为表现。在此基础上,小组总结分析病例的临床表现,针对患者物质使用的相关因素和症状特点等,运用护理程序,提出相关的护理诊断/问题,制订相应的护理计划。学生在带教老师指导下,对该患者实施心理社会支持,并与患者一起分析总结如何利用社会资源和支持,进行疾病康复和预防复发方面的健康教育。

4. 总结与指导　带教老师根据学生在实践过程中的表现和存在的问题,进行总结、分析与指导,进一步阐明物质使用与成瘾行为所致障碍患者的临床症状、观察要点、沟通注意事项、护理要点等。

5. 布置家庭作业　学生根据自己的实践经历及带教老师的指导,根据护理程序,以访谈案例为蓝本,写一份详细的实践报告。

学 习 指 导

【知识点导图】

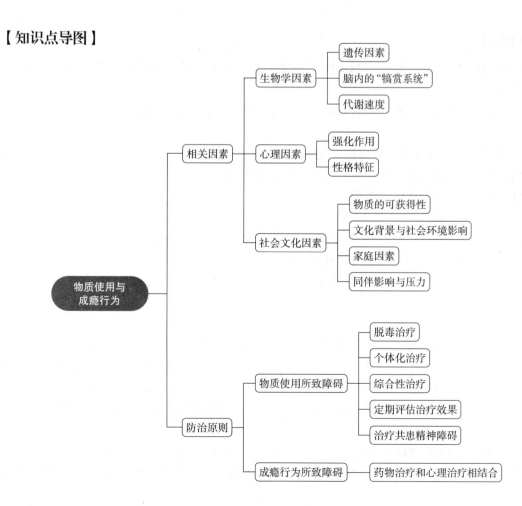

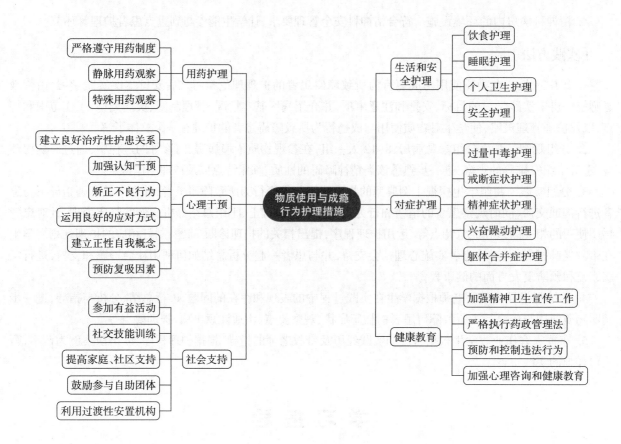

【学习小结】

1. 精神活性物质　分为7大类:中枢神经系统抑制剂、中枢神经系统兴奋剂、大麻、致幻剂、阿片类、挥发性溶剂、尼古丁。

2. 物质使用与成瘾行为所致障碍的基本概念　包括精神活性物质、依赖、成瘾、滥用、耐受性和戒断状态。

3. 物质使用与成瘾行为所致障碍的相关因素

(1) 生物学因素:遗传因素、脑内的"犒赏系统"、代谢速度等。

(2) 心理因素:强化作用、性格特征等。

(3) 社会文化因素:物质的可获得性、文化背景与社会环境影响、家庭因素、同伴影响与压力等。

4. 物质使用所致障碍　①单次有害性使用;②物质使用障碍;③物质所致障碍。

5. 成瘾行为所致障碍　①赌博障碍;②游戏障碍。

6. 物质使用所致障碍的防治原则　脱毒治疗;个体化治疗;综合性治疗;定期评估治疗效果;治疗共患精神障碍。

7. 成瘾行为所致障碍的防治原则　药物治疗和心理治疗相结合。

8. 阿片类物质使用所致障碍的临床表现和治疗　阿片类物质使用所致障碍的临床表现包括阿片类物质依赖、急性中毒、戒断症状、躯体并发症等。阿片类物质使用所致精神障碍患者应进行脱毒治疗,包括替代治疗和非替代治疗,目前常用替代药物有美沙酮和丁丙诺啡;急性中毒的治疗;维持治疗;用纳洛酮和纳曲酮预防复吸;对脱毒者进行社会心理综合康复治疗;对于兴奋躁动、幻觉妄想、谵妄等症状的对症治疗等。

9. 兴奋剂使用所致障碍的临床表现和治疗　主要为可卡因及苯丙胺类药物。苯丙胺类药物滥用方式为口服、烟吸、静脉注射。急性中毒时主要表现为中枢神经系统和交感神经系统的兴奋症状。慢性中毒、长期大量滥用者出现较多躯体和精神症状。戒断症状常不明显,对于其中毒和脱毒的治疗,主要是对症处理,心理社会干预可促进患者全面康复。

10. 氯胺酮使用所致障碍的临床表现和治疗　氯胺酮是一种人工合成的分离性麻醉药。氯胺酮使用所致障碍的临床表现包括急性中毒、精神病性症状、认知功能损害、戒断症状、躯体并发症等。氯胺酮使用所致障碍的治疗:急性中毒的治疗主要为支持性治疗;戒断症状的治疗主要是对症处理;精神症状的治疗可使用抗精神病药物进行短期治疗;心理社会干预治疗。

11. 镇静催眠、抗焦虑药物使用所致障碍的临床表现和治疗　镇静催眠和抗焦虑药物是临床使用较广的治疗药物,若使用不当易产生滥用或药物依赖。镇静催眠、抗焦虑药物使用所致障碍的临床表现主要包括急性中毒、药物依赖和戒断症状。镇静催眠、抗焦虑药物使用所致障碍的治疗:急性中毒的治疗包括洗胃、吸氧、使用中枢兴奋剂、碱化尿液、利尿促排、预防继发性肺炎等;戒断治疗的治疗原则是逐渐减少药物剂量直至停药;预防与康复。

12. 酒精使用所致障碍的临床表现和治疗　酒精是应用最为广泛的成瘾物质。酒精使用所致障碍的临床表现主要包括急性酒精中毒、酒精依赖、戒断反应、酒精所致神经系统损害以及酒精中毒性幻觉症和酒精中毒性妄想症。酒精使用所致障碍的治疗包括急性酒精中毒治疗、戒断症状的处理、酒增敏药的应用、降低饮酒渴求、对症支持治疗和社会心理干预等。

13. 烟草使用所致障碍的临床表现和治疗　烟草使用所致障碍的临床表现包括吸烟的躯体危害、烟草(尼古丁)依赖、烟草戒断症状。烟草使用所致障碍的治疗主要包括药物戒烟治疗、非药物戒烟治疗、中医中药治疗等。常用戒烟药物包括尼古丁替代疗法类产品、安非他酮和伐尼克兰等,非药物治疗主要包括心理咨询和心理治疗。

14. 赌博障碍的临床表现和治疗　赌博障碍主要表现为在一段时间(至少12个月)内,控制赌博行为的能力受损,赌博在生活中的优先程度不断增加,超出其他的兴趣或日常活动,虽然已出现负面后果,但赌博行为仍持续或不断升级。赌博障碍者的行为特点常具有冲动性,缺乏深思熟虑、易冒险,导致长期的不良后果。赌博障碍与物质滥用、抑郁障碍、焦虑障碍等精神疾病的共病率高。对于赌博障碍的治疗,药物治疗合并心理治疗效果可能更好。

15. 游戏障碍的临床表现和治疗　游戏障碍主要表现为在一段时间(至少12个月)内,患者控制游戏行为的能力受损,游戏在生活中的优先程度不断增加,超出其他兴趣或日常活动,虽已出现负面后果,但游戏行为仍持续或不断升级。游戏障碍与心境障碍、焦虑障碍、冲动与注意缺陷多动障碍共病率高。游戏障碍的治疗主要采取以心理治疗为主,药物治疗和物理治疗为辅的综合干预措施。

16. 运用护理程序,对各种物质使用与成瘾行为所致障碍的患者进行有效护理和健康教育。

(1) 护理评估:包括物质使用与成瘾行为的评估、生理评估、心理评估、社会评估。可应用评估工具对个体物质使用与成瘾行为、戒断症状等进行评估。

(2) 常见护理诊断/问题:包括生理方面问题,如营养失调等;心理方面问题,如急性意识障碍、思维过程紊乱等;社会方面问题,如社交交往障碍等。

(3) 护理目标:针对患者需求、生活型态和习惯,与其共同讨论、制订具体可行的目标,包括生理方面、心理方面、社会方面的护理目标。

(4) 护理措施:主要包括生活和安全护理、对症护理、用药护理、心理干预、社会支持和健康教育。

(5) 护理评价:根据护理目标,评价患者心理、行为及社会功能等方面的改变。

【重点与难点】

1. 重点

(1) 精神活性物质的基本概念。

(2) 阿片类物质使用所致障碍、酒精使用所致障碍、烟草使用所致障碍的临床表现。

(3) 物质使用与成瘾行为的防治原则。

2. 难点

(1) 运用护理程序,对物质使用与成瘾行为所致障碍患者进行有效护理和健康教育。

(2) 对物质使用与成瘾行为所致障碍患者的心理干预和社会支持。

测 试 题

一、单项选择题

1. 以下精神活性物质属于阿片类的是(　　　)
   A. 可卡因　　　　　　　　　　B. 巴比妥类　　　　　　　　　C. 丙酮
   D. 美沙酮　　　　　　　　　　E. 氯胺酮

2. 以下精神活性物质属于中枢神经系统兴奋剂的是(　　　)
   A. 可卡因　　　　　　　　　　B. 巴比妥类　　　　　　　　　C. 哌替啶
   D. 丙酮　　　　　　　　　　　E. 氯胺酮

3. 以下精神活性物质属于致幻剂的是(　　　)
   A. 可卡因　　　　　　　　　　B. 巴比妥类　　　　　　　　　C. 丙酮
   D. 美沙酮　　　　　　　　　　E. 氯胺酮

4. 物质使用与成瘾行为所致障碍治疗的第一阶段是(　　　)
   A. 脱毒治疗　　　　　　　　　B. 心理治疗　　　　　　　　　C. 个体化治疗
   D. 健康教育　　　　　　　　　E. 社会心理干预

5. 阿片类物质中毒三联征是(　　　)
   A. 中枢神经系统抑制、癫痫、瞳孔散大
   B. 中枢神经系统抑制、呼吸抑制、瞳孔散大
   C. 癫痫、呼吸抑制、瞳孔散大
   D. 中枢神经系统抑制、呼吸抑制、瞳孔缩小
   E. 中枢神经系统抑制、癫痫、瞳孔缩小

6. 海洛因的戒断症状常出现于停药后(　　　)
   A. 8~12h　　　　　　　　　　B. 12~24h　　　　　　　　　C. 24~48h
   D. 48~72h　　　　　　　　　　E. 72~96h

7. 可作为阿片类物质依赖者脱毒后预防复吸的药物是(　　　)
   A. 丁丙诺啡　　　　　　　　　B. 美沙酮　　　　　　　　　　C. 可乐宁
   D. 纳洛酮　　　　　　　　　　E. 地西泮

8. 可用于阿片类物质依赖患者替代治疗的药物为(　　　)
   A. 纳曲酮　　　　　　　　　　B. 伐尼克兰　　　　　　　　　C. 美沙酮
   D. 地西泮　　　　　　　　　　E. 可乐宁

9. 以下精神活性物质属于中枢神经系统抑制剂的是(　　　)
   A. 酒精　　　　　　　　　　　B. 可卡因　　　　　　　　　　C. 丙酮
   D. 美沙酮　　　　　　　　　　E. 氯胺酮

10. 以下精神活性物质属于苯丙胺类中枢兴奋剂的是(　　　)
    A. 可卡因　　　　　　　　　　B. 巴比妥类　　　　　　　　　C. 甲基苯丙胺
    D. 美沙酮　　　　　　　　　　E. 氯胺酮

11. 关于苯丙胺类物质急性中毒的处理,描述<u>不妥</u>的是(　　　)
    A. 将患者安置于安静的环境,减少刺激

  B. 发热可行物理降温,鼓励患者多饮水

  C. 酸化尿液

  D. 可遵医嘱使用小剂量氟哌啶醇控制兴奋激越、幻觉、妄想等症状

  E. 出现惊厥时,可遵医嘱给予苯二氮䓬类药物

12. 以下精神活性物质对难治性抑郁和自杀行为有一定治疗作用的是(　　)

  A. 可卡因　　　　　　　　　B. 巴比妥类　　　　　　　　C. 甲基苯丙胺

  D. 美沙酮　　　　　　　　　E. 氯胺酮

13. 单纯性酒精戒断反应高峰出现在断酒后(　　)

  A. 6~12h　　　　　　　　　B. 12~24h　　　　　　　　　C. 24~48h

  D. 48~72h　　　　　　　　　E. 72~96h

14. 科萨科夫综合征的三大特征是(　　)

  A. 记忆障碍、虚构、幻觉　　　B. 记忆障碍、虚构、定向障碍　　C. 记忆障碍、虚构、妄想

  D. 震颤谵妄、虚构、定向障碍　E. 癫痫、虚构、定向障碍

15. 酒精依赖者停饮后戒断症状中最严重的是(　　)

  A. 幻觉、妄想　　　　　　　B. 共济失调　　　　　　　　C. 震颤谵妄

  D. 恶心、呕吐　　　　　　　E. 失眠

16. 可用于急性酒精中毒治疗的药物是(　　)

  A. 伐尼克兰　　　　　　　　B. 戒酒硫　　　　　　　　　C. 纳洛酮

  D. 地西泮　　　　　　　　　E. 喹硫平

17. 常用来缓解酒精的单纯戒断症状的药物是(　　)

  A. 纳曲酮　　　　　　　　　B. 戒酒硫　　　　　　　　　C. 纳洛酮

  D. 地西泮　　　　　　　　　E. 喹硫平

18. 属于酒增敏药的是(　　)

  A. 纳曲酮　　　　　　　　　B. 戒酒硫　　　　　　　　　C. 纳洛酮

  D. 地西泮　　　　　　　　　E. 喹硫平

19. 可以降低酒精依赖患者对酒的渴求的药物是(　　)

  A. 纳曲酮　　　　　　　　　B. 戒酒硫　　　　　　　　　C. 伐尼克兰

  D. 地西泮　　　　　　　　　E. 喹硫平

20. 烟草成瘾的主要成分是(　　)

  A. 尼古丁　　　　　　　　　B. 焦油　　　　　　　　　　C. 一氧化碳

  D. 可卡因　　　　　　　　　E. 苯并芘

21. 关于赌博障碍的描述,说法**不妥**的是(　　)

  A. 病理性赌博,是指频繁出现反复发作的赌博行为,赌博在个人生活中占据主导地位,且对其生活、职业、财产、社会功能,以及家庭价值观念与义务都造成损害的一种精神障碍

  B. 赌博障碍不包括在线(即互联网上进行的)赌博

  C. 赌博障碍者的行为特点常具有冲动性,缺乏深思熟虑、易冒险,导致长期的不良后果

  D. 对于赌博障碍的治疗,药物治疗合并心理治疗效果可能更好

  E. 对于赌博障碍的治疗,要注意其他合并精神疾病的治疗

22. 关于游戏障碍的描述,说法**不妥**的是(　　)

  A. 游戏障碍的发生风险在青春期达到高峰

  B. 游戏心理动机包括社交、逃避、竞争、应对、技能发展、幻想和娱乐等

  C. 游戏障碍是指反复而持续的游戏行为模式(电子游戏或视频游戏),包括在线(即互联网上进行的)或线下

    D. 药物治疗是目前应用最多的针对游戏障碍的治疗方法

    E. 游戏障碍与心境障碍、焦虑障碍、冲动与注意缺陷多动障碍共病率高

23. 关于游戏障碍的治疗,描述正确的是(　　　)

    A. 药物治疗为主　　　　　　B. 心理治疗为主　　　　　　C. 物理治疗为主

    D. 行为矫正为主　　　　　　E. 中医中药治疗为主

24. 关于物质使用与成瘾行为所致障碍患者的心理护理,描述**不妥**的是(　　　)

    A. 尊重患者,保持批判性态度

    B. 戒断期间,对患者的操纵行为或不合理要求,予以适当设限

    C. 针对具体情况,向患者提供有关物质依赖与成瘾行为问题的知识,与其讨论滥用物质或行为成瘾的原因,帮助患者认识到危害与后果

    D. 帮助患者认识到存在的不恰当应对问题的方式

    E. 对患者进行自我肯定训练,帮助其重新认识自己,重建自我概念

25. 关于物质使用与成瘾行为所致障碍患者的护理,描述**不妥**的是(　　　)

    A. 严防酒和各种物质进入病房

    B. 可使用行为契约的方式对患者行为进行约束,行为目标由护理人员制订,以书面方式记录下来并由双方签名

    C. 服用戒酒硫进行治疗时,应特别警告患者不要在服药期间饮酒

    D. 帮助改变患者对自己负向的评价

    E. 鼓励物质依赖者参与康复自助团体的活动

二、多项选择题

1. 物质使用与成瘾行为的相关生物学因素包括(　　　)

    A. 遗传因素　　　　　　　　B. 脑内的"犒赏系统"　　　　C. 脑部感染

    D. 代谢速度　　　　　　　　E. 大脑结构异常

2. 以下精神活性物质属于中枢神经系统抑制剂的是(　　　)

    A. 地西泮　　　　　　　　　B. 酒精　　　　　　　　　　C. 咖啡因

    D. 可卡因　　　　　　　　　E. 吗啡

3. 以下精神活性物质属于中枢神经系统兴奋剂的是(　　　)

    A. 酒精　　　　　　　　　　B. 可卡因　　　　　　　　　C. 咖啡因

    D. 吗啡　　　　　　　　　　E. 氯胺酮

4. 以下精神活性物质属于阿片类的是(　　　)

    A. 吗啡　　　　　　　　　　B. 海洛因　　　　　　　　　C. 芬太尼

    D. 可卡因　　　　　　　　　E. 苯丙胺类药物

5. 以下精神活性物质属于挥发性溶剂的是(　　　)

    A. 吗啡　　　　　　　　　　B. 丙酮　　　　　　　　　　C. 甲苯

    D. 可卡因　　　　　　　　　E. 苯丙胺类药物

6. 物质使用与成瘾行为的社会文化因素包括(　　　)

    A. 物质的可获得性　　　　　B. 文化背景与社会环境影响　　C. 家庭因素

    D. 同伴影响与压力　　　　　E. 性格特征

7. 完整的物质依赖治疗包括(　　　)

    A. 打击非法种植　　　　　　B. 急性期脱毒　　　　　　　C. 康复

    D. 预防复发与回归社会　　　E. 卫生宣传

8. 关于物质使用所致障碍的防治原则,说法正确的是(　　　)

    A. 脱毒治疗是治疗的第一阶段

  B. 根据每位患者具有的问题和治疗需求,选择个体化的治疗方案

  C. 采用综合措施全面治疗

  D. 定期评估治疗效果

  E. 治疗共患精神障碍

9. 阿片类物质中毒三联征包括(　　)

  A. 中枢神经系统抑制　　　　　B. 寒战　　　　　　　　C. 呼吸抑制

  D. 谵妄　　　　　　　　　　　E. 瞳孔缩小

10. 关于阿片类物质急性中毒的治疗,描述正确的是(　　)

  A. 保持呼吸道通畅

  B. 洗胃催吐

  C. 应及时给予阿片受体拮抗剂纳洛酮进行治疗

  D. 静脉输液维持水、电解质平衡

  E. 发生脑疝、肺水肿时,应优先处理

11. 可用于阿片类物质依赖者脱毒治疗的药物是(　　)

  A. 丁丙诺啡　　　　　　　　　B. 美沙酮　　　　　　　　C. 可乐宁

  D. 洛非西定　　　　　　　　　E. 地西泮

12. 可用于阿片类物质依赖者脱毒后预防复吸的药物是(　　)

  A. 纳曲酮　　　　　　　　　　B. 美沙酮　　　　　　　　C. 可乐宁

  D. 纳洛酮　　　　　　　　　　E. 地西泮

13. 属于苯丙胺类药物的是(　　)

  A. 甲基苯丙胺　　　　　　　　B. 3,4-亚甲二氧基甲基苯丙胺　C. 氯胺酮

  D. 哌甲酯　　　　　　　　　　E. 地西泮

14. 关于苯丙胺类物质急性中毒的治疗,描述正确的是(　　)

  A. 安置患者于安静的环境,减少刺激

  B. 若服药时间不超过 4h,可行洗胃催吐

  C. 保持呼吸道通畅

  D. 出现惊厥、兴奋激越、谵妄症状时,可缓慢静脉注射苯二氮草类药物

  E. 可用氟哌啶醇控制兴奋激越、幻觉、妄想症状

15. 氯胺酮使用所致障碍的躯体并发症主要是(　　)

  A. 营养不良　　　　　　　　　B. 心血管疾病　　　　　　C. 泌尿系统损害

  D. 便秘　　　　　　　　　　　E. 鼻部并发症

16. 苯二氮草类的药理作用主要是(　　)

  A. 抗焦虑　　　　　　　　　　B. 松弛肌肉　　　　　　　C. 抗癫痫

  D. 催眠　　　　　　　　　　　E. 镇痛

17. 镇静催眠药急性中毒的典型表现为(　　)

  A. 意识障碍　　　　　　　　　B. 人格改变　　　　　　　C. 智能障碍

  D. 轻躁狂状态　　　　　　　　E. 感知觉改变

18. 酒精依赖的临床特征包括(　　)

  A. 固定的饮酒模式　　　　　　B. 特征性寻求饮酒行为　　C. 酒精耐受性增加

  D. 为避免戒断症状而饮酒　　　E. 对酒精渴求

19. 酒精所致神经系统损害的主要表现为(　　)

  A. 韦尼克脑病　　　　　　　　B. 酒精性癫痫　　　　　　C. 科萨科夫综合征

  D. 酒精中毒性痴呆　　　　　　E. 酒精中毒性妄想症

20. 吸烟的躯体危害包括（　　　）

    A. 肺癌及多种恶性肿瘤　　　B. 慢性阻塞性肺疾病　　　C. 心血管疾病

    D. 脑血管疾病　　　E. 消化系统疾病

21. 戒烟药物包括（　　　）

    A. 尼古丁制剂　　　B. 安非他酮　　　C. 伐尼克兰

    D. 纳曲酮　　　E. 纳洛酮

22. 关于赌博障碍的描述,说法正确的是（　　　）

    A. 赌博障碍表现为持续而反复的赌博行为模式,包括在线(即互联网上进行的)或线下

    B. 赌博障碍多起始于青少年和成年早期

    C. 赌博障碍者的行为特点常具有冲动性,缺乏深思熟虑、易冒险

    D. 对于赌博障碍的治疗,药物治疗合并心理治疗效果可能更好

    E. 对于赌博障碍的治疗,要注意其他合并精神疾病的治疗

23. 关于游戏障碍的描述,说法正确的是（　　　）

    A. 游戏障碍是指反复而持续的游戏行为模式(电子游戏或视频游戏),包括在线(即互联网上进行的)或线下

    B. 游戏障碍的发生风险在青春期达到高峰

    C. 游戏心理动机包括社交、逃避、竞争、应对、技能发展、幻想和娱乐等

    D. 游戏障碍与心境障碍、焦虑障碍、冲动与注意缺陷多动障碍共病率高

    E. 主要采取以心理治疗为主,药物治疗和物理治疗为辅的综合干预措施

24. 关于物质使用与成瘾行为所致障碍患者的心理干预,描述正确的是（　　　）

    A. 尊重患者,保持非批判性态度,耐心倾听患者的不适主诉,向患者表达提供支持帮助的意愿,给予情绪支持

    B. 护理过程中可使用行为契约对患者行为进行约束,行为目标由护理人员和患者双方讨论和同意而制订,最好以书面方式记录下来并由双方签名

    C. 同患者一起分析、识别及运用更有效的正确应对方式,协助其提高解决问题的能力和技巧

    D. 对患者进行自我肯定训练,帮助其重新认识自己,改变对自己的负向评价,重建自我概念

    E. 帮助患者认识复吸的高危因素,并协助其采取预防复吸的恰当处理方法

25. 关于物质使用与成瘾行为所致障碍患者的健康教育,说法正确的是（　　　）

    A. 宣传文明饮酒,不酗酒　　　B. 不空腹饮酒、不喝闷酒

    C. 提供可利用的资源和材料　　　D. 提高对有成瘾性的精神药物的警惕性

    E. 打击非法种植和贩运毒品的违法行为

三、名词解释

1. 精神活性物质　　　2. 依赖　　　3. 强迫性觅药行为

4. 生理依赖　　　5. 心理依赖　　　6. 行为成瘾

7. 耐受性　　　8. 戒断状态　　　9. 脱毒

10. 酒所致遗忘　　　11. 科萨科夫综合征　　　12. 韦尼克脑病

13. 酒精中毒性痴呆　　　14. 尼古丁替代治疗　　　15. 游戏障碍

四、简答题

1. 物质使用所致障碍包括哪几种?

2. 什么是成瘾行为所致障碍?

3. 物质使用所致障碍的防治原则?

4. 成瘾行为所致障碍的防治原则?

5. 阿片类物质依赖的常见临床表现有哪些?

6. 阿片类物质中毒三联征是什么？

7. 长期使用苯二氮䓬类药物者,停药后可出现哪些戒断症状？

8. 酒精依赖的临床特征有哪些？

9. 单纯性酒精戒断反应是什么？

10. 酒精所致神经系统损害包括哪些？

11. 急性酒精中毒的治疗措施有哪些？

12. 吸烟的躯体危害有哪些？

13. 简述物质使用与成瘾行为所致障碍患者的心理干预要点。

14. 如何针对精神活性物质所致精神障碍患者开展健康教育？

参 考 答 案

一、单项选择题

1. D　　2. A　　3. E　　4. A　　5. D　　6. A　　7. D　　8. C　　9. A　　10. C

11. C　　12. E　　13. D　　14. B　　15. C　　16. C　　17. D　　18. B　　19. A　　20. A

21. B　　22. D　　23. B　　24. A　　25. B

二、多项选择题

1. ABD　　2. AB　　3. BC　　4. ABC　　5. BC

6. ABCD　　7. BCD　　8. ABCDE　　9. ACE　　10. ACDE

11. ABCD　　12. AD　　13. ABD　　14. ABCDE　　15. CE

16. ABCD　　17. AD　　18. ABCDE　　19. ACD　　20. ABCDE

21. ABC　　22. ABCDE　　23. ABCDE　　24. ABCDE　　25. ACDE

三、名词解释

1. 精神活性物质:又称药物、成瘾物质,指来自体外,能影响人类情绪、行为,改变意识状态,并有致依赖作用的一类化学物质。

2. 依赖:指一组由反复使用精神活性物质引起的认知、行为和生理症状群,使用者尽管明知滥用成瘾物质对自身有害,但仍继续使用。

3. 强迫性觅药行为:是指使用者冲动性使用药物,不顾一切后果,是自我失去控制的表现。

4. 生理依赖:又称躯体依赖,指由于反复使用物质使机体产生了病理性适应状态,表现为耐受性增加和戒断症状。

5. 心理依赖:又称精神依赖,指对物质的强烈渴求,以期获得服用后愉快满足的特殊快感。

6. 行为成瘾:又称非药物成瘾或非物质相关性成瘾,指与化学物质无关的一种成瘾形式,特点为反复出现、具有强迫性质的冲动行为,产生生理、心理、社会严重不良后果,尽管成瘾者深知行为所产生的不良后果,仍执意坚持。

7. 耐受性:指反复使用某种物质后,其效应逐渐降低,使用者必须加大剂量方能获得所需的效果,或使用原来剂量则达不到所追求的效果。

8. 戒断状态:指因减少或停用物质或使用拮抗剂所致的特殊生理心理症状群。

9. 脱毒:指通过躯体治疗减轻戒断症状,预防由于突然停药而引起躯体健康问题的过程。

10. 酒所致遗忘:是指一种短暂的遗忘状态,多发生在醉酒状态后,当时并无明显意识障碍,但次日酒醒后对饮酒时的言行完全遗忘,遗忘的片段可能是几个小时,甚至更长时间。

11. 科萨科夫综合征:为酒精依赖者神经系统的特有症状之一,表现为近记忆障碍、虚构、定向障碍三大特征,还可能有幻觉、夜间谵妄等表现。

12. 韦尼克脑病:是慢性酒精依赖者常见的一种代谢性脑病,一般在酒精依赖基础上,连续几天大量饮酒,又不进饮食,引起维生素 B_1 缺乏所致。典型表现为眼球震颤、眼球不能外展和明显的意识障碍,伴有定向障碍、记忆障碍、震颤谵妄等。

13. 酒精中毒性痴呆:在长期大量饮酒后出现的持续性智力减退,表现为短期、长期记忆障碍,抽象思维及理解判断障碍,人格改变,部分患者出现失语、失认、失用等,严重者生活不能自理。

14. 尼古丁替代治疗:即以低剂量、安全性好的尼古丁制剂取代烟草,达到代替或部分代替从烟草中获得的尼古丁,缓解戒断症状。

15. 游戏障碍:是指反复而持续的游戏行为模式(电子游戏或视频游戏),包括在线(即互联网上进行的)或线下。

四、简答题

1. ①单次有害性使用;②物质使用障碍,即物质的有害性使用模式和物质依赖;③物质所致障碍,包括物质过量中毒、物质戒断或撤药反应、物质所致精神障碍与其他障碍。

2. 成瘾行为所致障碍是与物质无关的一种成瘾形式,特点为反复出现的、具有强迫性质的冲动行为,尽管成瘾者深知此类行为所产生的不良后果,但仍然执意坚持,从而产生对生理、心理健康和社会安宁的不良影响。行为成瘾者具有失控、渴求、快感与耐受性、戒断症状等与物质依赖共同的病理生理改变。成瘾行为常伴随着物质滥用,两者共病现象常见。主要包括赌博障碍、游戏障碍等。

3. (1) 脱毒治疗:是治疗的第一阶段。完整的物质依赖治疗包括急性期脱毒、康复、预防复发与回归社会三个阶段,脱毒治疗是物质依赖治疗的前提。

(2) 个体化治疗:物质依赖者具有不同的临床特点,需要根据每位患者所特有的问题和治疗需求,选择个体化的治疗方案,以帮助患者恢复正常的家庭、工作与社会功能。

(3) 综合性治疗:成瘾物质不仅导致依赖与滥用问题,还可导致一系列心理、社会、职业和法律等方面问题,为了使治疗更有效,还需要关注成瘾相关问题,采用综合措施全面治疗,积极采取药物治疗,重视心理治疗,坚持长期康复治疗。

(4) 定期评估治疗效果:在治疗过程中定期对患者进行评估,并通过不定期尿检或其他检测方法来了解其成瘾物质使用情况等。根据评估调整治疗方案,确保治疗计划符合患者的需求变化。

(5) 治疗共患精神障碍:物质依赖者常同时并发精神障碍,应对此进行相应诊断,进行整体治疗。

4. 针对成瘾行为,目前主张药物治疗和心理治疗相结合。治疗药物包括抗抑郁药物等,不过药物治疗应用于成瘾行为所致障碍的证据尚不充分。心理治疗方法包括精神动力学治疗、认知行为治疗、动机治疗和家庭治疗等,可采用个体治疗、团体治疗等方式。根据患者的病因选用相应疗法,也可联合使用多种方法治疗。

5. (1) 精神症状:记忆力下降、注意力不集中;情绪低落、消沉、易激惹;性格变化明显,自私、说谎、诡辩、缺乏责任感。

(2) 躯体症状:营养状况差,体重下降,食欲丧失;性欲减退,男性出现阳痿,女性出现月经紊乱、闭经;头晕、冷汗、心悸,睡眠障碍等。

(3) 神经系统体征:可见震颤、步态不稳、言语困难、缩瞳、腱反射亢进等。

6. 阿片类物质中毒三联征包括中枢神经系统抑制、呼吸抑制、瞳孔缩小。

7. 长期使用苯二氮䓬类药物者,停药后可出现戒断症状,包括:①焦虑症状,如烦躁不安、易激惹、出汗、震颤、失眠等;②感知觉改变,如感觉过敏、异常躯体感觉、异常运动觉、人格/现实解体等。严重的戒断症状较少见。

8. (1) 固定的饮酒模式:酒精依赖者的饮酒方式比较固定,如晨起饮酒,在不应该饮酒的时间、场合饮酒,主要为了维持体内酒精浓度,以免出现戒断症状。

(2) 特征性寻求饮酒行为:酒精依赖者将饮酒作为第一需要,为了饮酒可以不顾一切,可采用任何手段,明知继续饮酒的危害,但难以自制。

（3）酒精耐受性增加：表现为饮酒量增加，但酒精依赖后期由于肝功能受损，耐受性会下降，少量饮酒会导致功能失调。

（4）反复出现戒断症状：当酒精依赖者血液中酒精浓度下降时，就会出现震颤、恶心、出汗、情绪不稳等戒断症状。若及时饮酒，此戒断症状迅速缓解。戒断症状可轻可重，重者可危及生命，与个体差异和依赖程度有关。

（5）为避免戒断症状而饮酒：在依赖的最初阶段，酒精依赖者需要在午餐时饮酒以缓解不适，随着症状发展，逐渐需要晨起饮酒、夜间饮酒，最后身不离酒。

（6）对酒精渴求：酒精依赖者对酒精有强烈渴求，诱发渴求的因素包括戒断症状、焦虑、抑郁、兴奋情绪等。

（7）多次戒酒失败：酒精依赖者反复出现戒酒后重新饮酒，并会在较短时间内再现原来的依赖状态。

9. 单纯性酒精戒断反应是长期大量饮酒者在断酒 6~12h 后，开始出现手、舌或眼球震颤，并有恶心、呕吐、失眠、头痛、焦虑、情绪不稳和自主神经功能亢进（如出汗、心动过速与血压升高等），少数患者可有短暂性幻觉或错觉。戒断反应在 48~72h 达高峰，之后逐渐减轻，4~5d 后躯体反应基本消失。

10. （1）科萨科夫综合征：为酒精依赖者神经系统的特有症状之一，表现为近记忆障碍、虚构、定向障碍三大特征，还可能有幻觉、夜间谵妄等表现。

（2）韦尼克脑病：是慢性酒精依赖者常见的一种代谢性脑病，一般在酒精依赖基础上，连续几天大量饮酒，又不进饮食，引起维生素 B_1 缺乏所致。典型表现为眼球震颤、眼球不能外展和明显的意识障碍，伴有定向障碍、记忆障碍、震颤谵妄等。大量补充维生素 B_1 可使眼球症状很快消失，但记忆障碍的恢复较为困难，部分患者转为科萨科夫综合征。

（3）酒精中毒性痴呆：在长期大量饮酒后出现的持续性智力减退，表现为短期、长期记忆障碍，抽象思维及理解判断障碍，人格改变，部分患者出现失语、失认、失用等，严重者生活不能自理。酒中毒性痴呆一般不可逆，预后较差。

11. 急性酒精中毒的治疗措施：主要包括催吐、洗胃、生命体征维持和加强代谢等措施。可使用阿片受体拮抗剂纳洛酮，一般用法为肌内注射 0.4~0.8mg/次，或用 0.4~0.8mg 溶解在 5% 葡萄糖溶液中静脉滴注，可重复使用，直至患者清醒。

12. （1）肺癌及多种恶性肿瘤：吸烟者肺癌发病率为非吸烟者的 18 倍，吸烟还可引起口腔癌、喉癌、食管癌、胃癌、胰腺癌等。

（2）慢性阻塞性肺疾病：烟雾中的焦油和其他有害物质长期刺激呼吸道，使吸烟者极易患慢性支气管炎、哮喘、肺气肿，最后导致慢性阻塞性肺疾病、肺心病。

（3）心血管疾病：烟草中的焦油、一氧化碳、尼古丁等有毒物质，可导致高血压、缺血性心脏病、冠心病等。

（4）脑血管疾病：吸烟可增加脑出血、脑梗死和蛛网膜下腔出血的危险。

（5）消化系统疾病：吸烟可引起消化性溃疡、胃炎和食管、结肠疾病。

（6）其他：吸烟还会导致口腔疾病，男性性功能障碍，孕妇流产、出血和早产等。

13. （1）建立良好治疗性护患关系。

（2）加强认知干预。

（3）矫正不良行为。

（4）运用良好的应对方式。

（5）建立正性自我概念。

（6）预防复吸因素。

14. （1）加强精神活性物质如烟酒与成瘾药物的精神卫生宣传工作，提高对有成瘾性的药物如抗焦虑药物成瘾的警惕性。

（2）严格执行药政管理法，加强药品管理和处方监管，加强这方面的法律宣传和检查工作，严格掌握这类药物的临床适应证。

（3）预防和控制对成瘾药物的非法需求，打击非法种植和贩运毒品的违法行为。提倡生产低度酒、水果酒，减少生产烈性酒。

（4）加强心理咨询和健康教育，减少生活事件、家庭因素及环境不良影响导致的物质滥用，重点加强对高危人群的宣传和管理。

（张海娟）

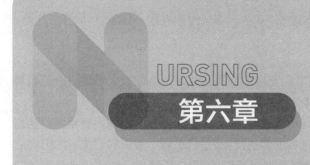

第六章

精神分裂症患者的护理

实 践 指 导

【实践目的】

1. 掌握　精神分裂症的概念、治疗原则;精神分裂症的临床表现;精神分裂症患者的护理;护理程序在精神分裂症患者护理中的应用。

2. 熟悉　精神分裂症患者的基础护理及健康教育。

3. 了解　其他原发性精神病性障碍的临床特点及治疗原则。

【实践地点】

精神病专科医院、综合医院精神科或心理科病房。

【实践内容】

1. 参观精神科专科医院或精神科病房,了解精神科病房的工作流程及注意事项。通过病例掌握精神分裂症的诊断及治疗原则。

2. 讨论精神分裂症的临床表现,通过病例讨论学习,指出患者存在哪些精神症状。

3. 结合精神分裂症患者的护理特点,总结出患者的安全护理,特殊护理如自杀、自伤、幻觉、妄想、兴奋状态及木僵状态的护理。

4. 运用护理程序为精神分裂症患者实施优质护理服务。评估患者的整体情况,对患者受精神症状支配可能会出现的危险行为有一定的预见性。

5. 通过案例讨论了解患者的基础护理,知晓精神分裂症患者在饮食、睡眠等方面出现问题时应如何护理;知晓患者拒绝服药时应如何护理;知晓如何与患者沟通交流并给予健康宣教。

6. 讨论其他原发性精神病性障碍的临床表现及治疗原则。

【实践用物】

1. 会议室/访谈室　供学生与患者进行访谈,老师进行示教等。

2. 病历资料　供学生查阅患者的基本资料、相关治疗、检查及记录。

3. 标准化评估量表　供学生与患者访谈时进行评估。

4. 精神科病房内的环境设施　符合精神科安全管理要求,让学生能参与到进餐、重点患者护理等环节。

【实践方法】

1. 集中示教　在精神分裂症患者的护理理论学习之后安排本次实践学习。由带教老师统一介绍精神科病房相关的管理制度、工作流程和注意事项,强调精神分裂症患者的护理重点。

2. 分组观摩与实践　将学生分成 8~12 人一组,给学生介绍分析 1~2 个典型教学案例。到精神科病房参观,同时带教老师准备 2~3 个典型病例,学生通过与患者的沟通交流,进行患者一般资料收集、护理评估,结合患者病情,学习如何为患者提供整体护理。学生分组查看患者后,讨论分析精神分裂症患者的精神症状和护理措施。

3. 总结与指导　带教老师总结分析学生实践过程中存在的问题并指导学生精神分裂症患者的护理要点。

4. 布置家庭作业　学生根据自己的实践经历及老师的指导,按照护理程序,以实践的案例为蓝本,写一份详细的实践报告。

学 习 指 导

【知识点导图】

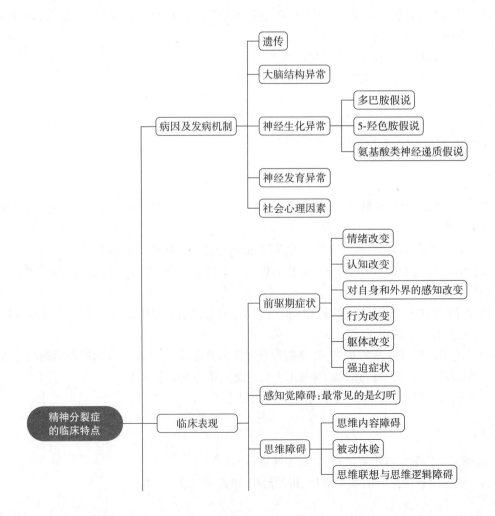

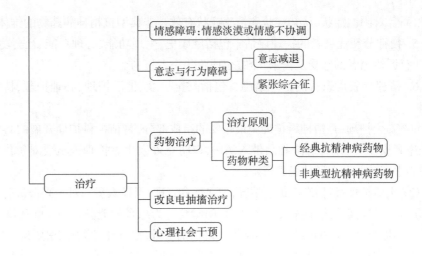

【学习小结】

1. 精神分裂症的概念　精神分裂症是一组病因尚未完全阐明的精神障碍,多起病于青壮年,具有认知、思维、情感和行为等方面的障碍,以精神活动与环境不协调为特征,一般无意识障碍及明显的智能障碍,常缓慢起病,病程多迁延,可导致明显的职业和社会功能损害。

2. 精神分裂症的病因　可能与遗传、大脑结构异常、神经生化异常、神经发育异常、社会心理因素等多种因素有关。

(1) 遗传:国内外有关精神分裂症的家系调查发现,本病患者亲属中的患病率要比一般人群高数倍,且血缘关系越近,患病率越高。双生子研究发现单卵双生比双卵双生的患病率高 3~6 倍。

(2) 神经生化异常:多巴胺假说、5-羟色胺假说、氨基酸类神经递质假说。

3. 精神分裂症的临床表现　包括前驱期症状、感知觉障碍、思维障碍、情感障碍及意志与行为障碍。

(1) 最常见的前驱期症状:情绪改变、认知改变、对自身和外界的感知改变、行为改变、躯体改变、强迫症状等。

(2) 感知觉障碍:最突出的感知觉障碍是幻觉,幻听、幻视、幻嗅、幻味、幻触在精神分裂症患者中均可出现,其中最常见的是幻听。

(3) 思维障碍:在意识清楚的情况下出现,包括思维内容障碍、被动体验、思维联想与思维逻辑障碍。其中思维内容障碍主要是妄想,最常见的妄想是关系妄想和被害妄想。

(4) 情感障碍:情感淡漠或情感不协调是精神分裂症的重要症状。

(5) 意志与行为障碍

1) 意志减退:患者在坚持工作、完成学业、料理家务方面有很大困难,对学业、生活缺乏应有的要求,做事缺乏积极主动性或虽有计划但不实施。

2) 紧张综合征:指全身肌张力增高,包括紧张性木僵和紧张性兴奋两种状态,两者可交替出现,是精神分裂症紧张型的典型表现。

4. 精神分裂症的治疗　主要包括药物治疗、改良电抽搐治疗及心理社会干预。

药物治疗原则:早发现、早诊断、早治疗、降低未治率;足量足疗程,提高治疗依从性;尽量单一用药,提高用药安全性;以促进患者回归社会为治疗最终目标。

抗精神病药物种类包括经典抗精神病药物和非典型抗精神病药物。

(1) 经典抗精神病药物:常用的有氯丙嗪、奋乃静、氟哌啶醇、舒必利等。此类药物对阳性症状具有明显疗效,但不能改善认知功能;对阴性症状及伴发抑郁症疗效不确切;引发锥体外系反应和迟发性运动障碍的比例高,常导致患者服药依从性差。

(2) 非典型抗精神病药物:常用的有氯氮平、利培酮、奥氮平、喹硫平等。此类药物不但对阳性症状疗效较好,而且对阴性症状、认知症状和情感症状有效。非典型抗精神病药物的锥体外系反应较少。

5. 精神分裂症患者的护理评估　包括健康史、生理功能、心理功能、社会功能这4个方面。评估注意事项:注意评估患者的感受及需求;全方位地收集患者资料。

6. 精神分裂症患者的护理措施　包括安全护理、生活护理、心理护理、特殊症状的护理及药物治疗的护理。

(1) 安全护理:是精神科护理中最重要的组成部分,是精神科护理开展的必要基础。做好安全检查工作,保证患者安全,禁止将危险物品带入病房,以防意外发生。护理人员要对每位患者的病情、诊断、护理要点做到心中有数并动态评估患者风险。

(2) 生活护理:评估患者进食情况,加强饮食管理,保证入量。对于兴奋躁动可能出现抢食、暴饮暴食的患者,应尽量安排其单独进餐,专人看护,以防噎食。为患者创造良好的睡眠环境,保证充足睡眠。观察患者睡眠情况及是否存在睡眠障碍,针对不同的原因,对症处理。夜间巡视病房要认真仔细,掌握睡眠障碍的表现。

(3) 心理护理:建立良好的护患关系是顺利开展护理工作的基础。护理人员应主动、热情地接待。尊重患者的人格,体谅患者病态行为,对患者的精神症状予以理解接纳,不嘲笑、歧视患者,对患者的观点及想法不批判,理解患者的真实感受。娴熟的技术是取得患者信任、建立和维持良好护患关系的重要环节。护理人员应耐心倾听患者的诉说,鼓励其用语言表达内心感受。

(4) 特殊症状的护理

1) 自伤、自杀:做好自杀危险的评估,密切观察病情,适当讨论自杀问题。对具有自杀先兆的患者,护士应保证患者24h不离视线,并注意观察患者的情绪变化,提高警惕,如遇患者睡眠不好,更应加以防范。

2) 幻觉状态的护理:密切观察病情,注意接触技巧,设法诱导,缓解症状。

3) 妄想状态的护理:注意接触技巧,掌握妄想内容,对症处理。

4) 兴奋状态的护理:全面评估,合理安置,有效控制兴奋行为。

5) 木僵状态的护理:合理安置,加强基础护理,适当的沟通、密切观察病情。

(5) 药物治疗的护理:确保药物服下,注意观察患者服药后的反应及服药效果,提高患者服药依从性,做好健康宣教。

7. 其他原发性精神病性障碍　分裂情感性障碍、妄想性障碍及急性短暂性精神病性障碍。

【重点与难点】

1. 重点
(1) 护理程序在精神分裂症患者护理中的应用。
(2) 精神分裂症患者的临床表现。
(3) 精神分裂症患者的护理。

2. 难点
(1) 精神分裂症的病因、疾病特点及治疗进展。
(2) 精神分裂症特殊症状的护理。

测　试　题

一、单项选择题

1. 关于精神分裂症的预后,描述<u>错误</u>的是(　　)
    A. 发病年龄越早预后越好　　　　　　B. 病前性格健全预后较好
    C. 无明显发病诱因预后较差　　　　　D. 起病隐袭、病程长、未及时治疗效果差
    E. 识别前驱期症状,早治疗,预后好

2. 新皮质形成期神经细胞从大脑深部向皮层迁移过程中出现紊乱,导致心理整合功能异常,属于精神分裂症病因中的( )

  A. 遗传   B. 大脑结构异常   C. 神经生化异常

  D. 神经发育异常   E. 社会心理因素

3. 大多数精神分裂症患者的病前性格多表现为内向、孤僻、敏感多疑,很多患者病前6个月可追溯到相应的生活事件,该病因属于( )

  A. 遗传   B. 大脑结构异常   C. 神经生化异常

  D. 神经发育异常   E. 社会心理因素

4. 关于精神分裂症临床表现的描述,说法**不正确**的是( )

  A. 复杂多样

  B. 不同类型、不同阶段的临床表现可能有很大的差异

  C. 思维、情感、行为意向的不协调和脱离现实环境

  D. 精神分裂症前驱期症状多种多样

  E. 精神分裂症前驱期症状与起病类型无关

5. 精神分裂症前驱期症状中出现频度最高的是( )

  A. 睡眠障碍   B. 焦虑   C. 注意减退

  D. 动力和动机下降   E. 精力缺乏

6. 精神分裂症的临床表现中,最常见的幻觉是( )

  A. 幻嗅   B. 幻听   C. 幻视

  D. 幻味   E. 幻触

7. 精神分裂症的临床表现中,感知觉障碍**不包括**( )

  A. 幻听、幻视   B. 幻嗅、幻味   C. 幻触

  D. 错觉   E. 妄想

8. 精神分裂症最主要的核心症状为( )

  A. 情感障碍   B. 行为凌乱   C. 意志减退

  D. 思维障碍   E. 孤僻、独处

9. 精神分裂症患者思维内容障碍的主要表现是( )

  A. 思维鸣响   B. 感知综合障碍   C. 注意减退

  D. 妄想   E. 语词新作

10. 有的患者不恰当地使用符号、公式、自造的字、示意图来表达十分简单的含义,如一位女性患者写"男女"表示男女平等,"%"表示离婚,这属于( )

  A. 词的杂拌   B. 模仿语言   C. 语词新作

  D. 逻辑倒错性思维   E. 病理性象征性思维

11. 一位住院的精神分裂症患者,每到探视日,只关心七旬老母亲给自己带来什么零食。一次老母亲在来院途中跌了一跤,老母亲到医院后,患者接过零食便大吃起来,对母亲脸上、身上的伤痕不闻不问。这属于( )

  A. 情感淡漠   B. 意志减退   C. 情感不协调

  D. 紧张综合征   E. 情感倒错

12. 关于精神分裂症治疗原则的描述,说法**错误**的是( )

  A. 早发现、早诊断、早治疗、降低未治率

  B. 为了控制症状,尽量多种药物共同使用

  C. 足量足疗程,提高治疗依从性

  D. 抗精神病药物起着重要的作用

E. 支持性心理治疗、认知心理治疗、心理社会康复措施也在预防复发和提高患者的社会适应能力中起到举足轻重的作用

13. 关于精神分裂症足病程治疗的描述,说法正确的是(　　　)

A. 分为急性期、巩固期、维持期

B. 急性期治疗时间一般至少 6~8 周

C. 巩固期治疗一般持续 3~6 个月

D. 维持期用药时间首次发病者药物维持 1~2 年

E. 维持期用药时间与患者是否有自杀、暴力或攻击行为无关

14. 关于经典抗精神病药物治疗的描述,说法**错误**的是(　　　)

A. 经典抗精神病药物治疗幻觉、妄想、思维障碍、行为紊乱、兴奋、激越、紧张综合征等阳性症状具有明显疗效

B. 经典抗精神病药物能改善认知功能

C. 经典抗精神病药物对阴性症状及伴发抑郁症状疗效不确切

D. 经典抗精神病药物引发锥体外系反应和迟发性运动障碍的比例高

E. 患者对经典抗精神病药物的服药依从性通常差

15. 关于非典型抗精神病药物的描述,说法**错误**的是(　　　)

A. 非典型抗精神病药物对阳性症状疗效较好

B. 非典型抗精神病药物可改善患者阴性症状

C. 非典型抗精神病药物对认知症状和情感症状无效

D. 非典型抗精神病药物绝大多数不良反应相对较少

E. 非典型抗精神病药物增加了患者对药物的依从性

16. 某患者认为饭里有毒而拒食,此时护士正确的护理措施为(　　　)

A. 强行喂食　　　　　　B. 集体进餐　　　　　　C. 单独进餐

D. 约束后鼻饲　　　　　E. 约束后直至同意进餐

17. 精神科护理中最重要的是(　　　)

A. 生活护理　　　　　　B. 心理护理　　　　　　C. 卫生护理

D. 安全护理　　　　　　E. 睡眠护理

18. 目前治疗精神分裂症最有效的手段是(　　　)

A. 抗精神病药物治疗　　B. 物理治疗　　　　　　C. 心理治疗

D. 康复训练　　　　　　E. 环境治疗

19. 某患者告诉护士:"我听到一个声音,他说我有罪,应该去死。可是我在房间里找不到是谁说的,其他人都说没听见。"该患者存在的知觉障碍是(　　　)

A. 妄想　　　　　　　　B. 胡言乱语　　　　　　C. 幻觉

D. 牵连观念　　　　　　E. 错觉

20. 护士与某患者交谈,发现患者对问题的叙述不够中肯,内容散漫,缺乏一定的逻辑关系,以致使人感到交谈困难。此症状为(　　　)

A. 思维迟缓　　　　　　B. 思维松弛　　　　　　C. 思维贫乏

D. 思维中断　　　　　　E. 象征性思维

二、多项选择题

1. 精神分裂症的病因及发病机制包括(　　　)

A. 遗传　　　　　　　　　　　　　B. 大脑结构异常

C. 神经生化异常　　　　　　　　　D. 神经发育异常

E. 社会心理因素

2. 关于精神分裂症遗传病因的描述,说法正确的是( )

    A. 本病患者亲属中的患病率要比一般人群高数倍

    B. 血缘关系越近,发病率越高

    C. 双生子研究发现双卵双生比单卵双生的患病率高 3~6 倍

    D. 寄养子研究发现精神分裂症母亲所生子女从小寄养于正常家庭环境中,成年后仍有较高的患病率

    E. 遗传因素在精神分裂症发病中可能起到主要作用

3. 关于精神分裂症神经生化异常发病机制的描述,说法正确的是( )

    A. 侧脑室扩大

    B. 精神分裂症患者中枢多巴胺功能亢进

    C. 精神分裂症可能与 5-羟色胺代谢障碍有关

    D. 中枢谷氨酸功能不足可能是精神分裂症的病因之一

    E. 皮层与皮层下的功能连接异常

4. 精神分裂症前驱期症状可表现为( )

    A. 情绪改变:抑郁、焦虑、情绪波动、易激惹等

    B. 认知改变:出现一些古怪或异常的观念和想法等

    C. 对自身和外界的感知改变

    D. 行为改变:如社交退缩或丧失兴趣,多疑敏感,职业功能水平下降

    E. 躯体改变:如睡眠和食欲改变、虚弱感、头痛、背痛、消化道症状等

5. 属于精神分裂症患者思维联想与思维逻辑障碍的是( )

    A. 思维散漫　　　　　　　　B. 被害妄想　　　　　　　　C. 思维破裂

    D. 思维中断　　　　　　　　E. 思维贫乏

6. 精神分裂症患者意志与行为障碍表现为( )

    A. 情感淡漠　　　　　　　　B. 意志减退　　　　　　　　C. 情感不协调

    D. 紧张综合征　　　　　　　E. 情感倒错

7. 精神分裂症急性期以阳性症状为主,包括( )

    A. 情感淡漠　　　　　　　　B. 幻觉　　　　　　　　　　C. 妄想

    D. 思维贫乏　　　　　　　　E. 行为异常

8. 精神分裂症患者的心理护理包括( )

    A. 无论对治疗有无意义,均应让患者说出妄想、幻觉内容的细节

    B. 对患者的异常言行应严肃指出,以利于其及时纠正

    C. 了解与患者发病有关的心理应激因素

    D. 冷静、坦诚地对待患者

    E. 鼓励患者参加集体活动

9. 关于妄想症状较为顽固的患者(尤其是刚入院者)的护理措施,描述正确的是( )

    A. 尽量不触及患者的妄想内容

    B. 患者自行谈及妄想内容时,护士要仔细倾听,接受其真实感

    C. 不要急于纠正或与其争辩妄想内容

    D. 引导患者反复重复其妄想的体验

    E. 对于有关系妄想的患者,在患者面前与其他人低声交谈

10. 有关精神分裂症患者及家属的健康教育,叙述正确的是( )

    A. 使患者了解到防止复发的重要性

    B. 长期维持药物治疗

C. 按时门诊复查,不可擅自加药、减药或停药

D. 使患者能够识别常见的药物不良反应

E. 避免精神刺激

三、名词解释

1. 精神分裂症　　　　2. 前驱期症状　　　　3. 被动体验

4. 分裂情感性障碍　　5. 妄想性障碍　　　　6. 急性短暂性精神病性障碍

四、简答题

1. 简述精神分裂症的前驱期症状。

2. 简述精神分裂症的药物治疗原则。

3. 简述精神分裂症患者妄想症状的护理。

4. 简述精神分裂症患者幻觉症状的护理。

5. 简述精神分裂症患者的护理措施。

6. 简述精神分裂症患者护理评估时的注意事项。

7. 精神分裂症患者服药依从性差的原因有哪些?

8. 简述精神分裂症患者木僵状态的护理。

9. 简述精神分裂症患者自杀、自伤的护理。

10. 精神分裂症患者在症状支配下出现拒食行为的原因有哪些?

五、案例分析题

患者,女,38岁,无明显诱因缓慢出现凭空闻声,称能听到领导和同事在背后说她的坏话,自言自语,认为邻居下毒药害她、用电子仪器监视她,因此不敢回家;怀疑自己的爱人有外遇,经常追查他的行踪;情绪不稳定,经常与爱人和周围人争吵,并有冲动毁物行为。生活自理能力差,不会料理家务;睡眠不规律,每日睡眠 3~4h,有时整夜不睡;家人带其就诊,患者否认有病,拒绝就医;强制入院后服药依从性差。

问题:

1. 该患者有哪些精神症状?

2. 该患者最可能的诊断是什么?

3. 提出针对该患者的护理诊断。

4. 制订针对该患者的护理措施。

参 考 答 案

一、单项选择题

1. A　　2. D　　3. E　　4. E　　5. C　　6. B　　7. E　　8. D　　9. D　　10. C

11. A　　12. B　　13. A　　14. B　　15. C　　16. B　　17. D　　18. A　　19. C　　20. B

二、多项选择题

1. ABCDE　　2. ABDE　　3. BCD　　4. ABCDE　　5. ACDE

6. BD　　7. BCE　　8. CDE　　9. ABC　　10. ABCDE

三、名词解释

1. 精神分裂症:是一组病因尚未完全阐明的精神障碍,多起病于青壮年,具有认知、思维、情感和行为等方面的障碍,以精神活动与环境不协调为特征,一般无意识障碍及明显的智能障碍,常缓慢起病,病程多迁延,可导致明显的职业和社会功能损害。

2. 前驱期症状:是指在明显的精神症状出现前,患者所表现的一些非特异性症状。

3. 被动体验:是指患者丧失了对自身精神活动及躯体活动的自主支配感,感觉自己的躯体运动、思维活

动、情感活动、冲动都是受人控制的,有一种被强加的被动体验,常常描述思考和行动身不由己。

4. 分裂情感性障碍:是一组精神分裂症症状(幻觉、妄想等精神病性症状)和情感症状(躁狂、抑郁)同时存在或交替发生,症状又同样典型,常反复发作的精神疾病。

5. 妄想性障碍:又称偏执性障碍,是指一组病因未明,以系统妄想(妄想症状持续3个月及以上)为主要表现的精神障碍。妄想发作时既无抑郁、躁狂及混合发作的心境障碍,也无其他精神分裂症的特征性症状。

6. 急性短暂性精神病性障碍:是一组起病骤急、缓解彻底、持续时间短暂的精神病性障碍。

四、简答题

1.(1)情绪改变:如抑郁、焦虑、情绪波动、易激惹等。

(2)认知改变:出现一些古怪或异常的观念和想法等。

(3)对自身和外界的感知改变。

(4)行为改变:如社交退缩或丧失兴趣,多疑敏感,职业功能水平下降。部分患者可能会出现一些新的"爱好",如痴迷某些抽象的概念、哲学问题等。

(5)躯体改变:如睡眠和食欲改变、虚弱感、头痛、背痛、消化道症状等。

(6)部分青少年患者会突然出现强迫症状,并以此为首发症状。

2. 早发现、早诊断、早治疗、降低未治率;足量足疗程,提高治疗依从性;尽量单一用药,提高用药安全性;以促进患者回归社会为治疗最终目标。

(1)早期治疗:精神分裂症的第一次发病是治疗的关键,药物治疗在此时效果最好,所需药量也较小,如能及时、系统、有效的控制疾病,痊愈的机会很大,预后也较好。

(2)足疗程治疗:精神分裂症的药物治疗可分为急性期、巩固期、维持期治疗。急性期治疗时间一般至少6~8周,巩固期治疗一般持续3~6个月左右,关于维持期用药时间的界定,美国《综合精神病学教科书第7版》中提出首次发病者药物维持1~2年,多次发病者药物维持至少5年,具有自杀、暴力或攻击行为者药物维持更长。

3.(1)护士要关怀、体谅、尊重患者。对于妄想症状较为顽固的患者,尤其是刚入院者,护士在与其接触及交往过程中,应尽量不触及患者的妄想内容。若患者自行谈及妄想内容,护士要仔细倾听,接受其真实感,不要急于纠正或与其争辩,防止患者加重妄想,增加对护士的敌意,妨碍良好护患关系的建立。对于有关系妄想的患者,在与患者交谈时,一定要注意用语和动作,更应注意不要在患者面前与其他人低声交谈,以免引起患者猜疑。

(2)妄想的临床表现多种多样,在护理过程中应避免引导患者反复重复其妄想的体验,以免强化其病理联想,使症状更加顽固。对于不同妄想内容的患者,应根据症状特点,采取不同的护理措施。

(3)随着治疗的进行,患者对妄想的病理信念逐渐淡漠或开始动摇,这时应抓住时机与患者进行治疗性沟通,启发患者进一步认识病态思维,帮助其分析病情,批判症状,讨论妄想对生活的不良影响,使其逐渐恢复自知力。

4.(1)护士要加强护患交流,建立治疗性信任关系,了解患者言语、情绪和行为表现,以掌握幻觉出现的次数、内容、时间和规律,掌握幻觉的类型和内容,并评估幻觉对患者行为的影响。

(2)护理过程中要注意使用恰当的方法,不轻易批评患者的幻觉或向患者说明幻觉的不真实性,鼓励患者说出幻觉的内容,从而预防意外的发生。

(3)根据不同的幻觉内容,改变环境,设法引导,缓解症状。

(4)幻觉中断期可向患者讲解关于幻觉的基本知识,告诉患者不要受症状支配,并指导患者学会应对幻觉的方法。

(5)病情稳定时,护士可试着与患者讨论幻觉在其生活上所带来的困扰,鼓励患者表达内心感受,帮助患者辨别病态的体验,区分现实与虚幻,增进现实感,并促使患者逐渐学会自我控制,对抗幻觉的发生。

5.(1)安全护理:是精神科护理中最重要的组成部分,是精神科护理开展的必要基础。做好安全检查工作,保证患者安全,禁止将危险物品带入病房,以防意外发生。护理人员要对每位患者的病情、诊断、护理要点做到心中有数并动态评估患者风险。

(2) 生活护理:评估患者进食情况,加强饮食管理,保证入量。对于兴奋躁动可能出现抢食、暴饮暴食的患者,应尽量安排其单独进餐,专人看护,以防噎食。为患者创造良好的睡眠环境,保证充足睡眠。观察患者睡眠情况及是否存在睡眠障碍,针对不同的原因,对症处理。夜间巡视病房要认真仔细,掌握睡眠障碍的表现。

(3) 心理护理:建立良好的护患关系是顺利开展护理工作的基础。护理人员应主动、热情地接待。尊重患者的人格,体谅患者病态行为,对患者的精神症状予以理解接纳,不嘲笑、歧视患者,对患者的观点及想法不批判,理解患者的真实感受。娴熟的技术是取得患者信任、建立和维持良好护患关系的重要环节。护理人员应耐心倾听患者的诉说,鼓励其用语言表达内心感受。

(4) 特殊症状的护理:做好自伤、自杀、幻觉状态、妄想状态、兴奋状态、木僵状态的护理。

(5) 药物治疗的护理:确保药物服下,注意观察患者服药后的反应及服药效果,提高患者服药依从性,做好健康宣教。

6. (1) 注意评估患者的感受及需求,如通过与患者交谈发现患者存在幻听,那么护士不能仅仅停留在幻听症状表面,要评估幻听对患者有何影响,患者是如何看待幻听的,对幻听有什么样的感受,患者有了上述感受后会有什么反应等。

(2) 由于精神分裂症患者对自身所患疾病缺乏自知力,很难正确反映病史,所以要想全面评估患者,就要全方位地收集患者资料,护士可以通过患者家属、朋友或同事收集资料,也可以借助一些心理、社会功能评估量表来获取相关资料。

7. (1) 无自知力,认为自己没有病,不需要吃药,因而拒服药。

(2) 难以耐受药物不良反应。

(3) 受症状的支配而拒服药,如有的患者认为药物是别人用来毒害他的,或者听到声音告诉他不要吃药等。

(4) 未充分认识到坚持服药的重要性,如有的患者认为自己的病已经好了,不需要再服药了,因而擅自停药。

(5) 因为经济或结婚生子等原因而停药。

8. (1) 合理安置:对于木僵的患者,为保证患者安全,满足其基本需求,应将患者单独安置,最好安置在单间内,室内环境舒适、整洁,与其他患者分开管理,专人照顾下完成日常生活。

(2) 加强基础护理:做好晨晚间护理,保持皮肤清洁干燥无破溃,每日为其进行口腔护理,及时吸出口腔内的积存唾液,防止吸入性肺炎。保证入量及营养供给,必要时可遵医嘱给予静脉输液或鼻饲治疗,以保证机体需要。同时还要注意患者的冷暖,盖适宜的被子,防止患者躯体并发症的发生。

(3) 适当的沟通:木僵状态患者多意识清醒,对外界事物能正确感知,且木僵缓解后可回忆,因此护理人员在护理患者时,应与患者进行适当的沟通,传达关怀,为今后的心理护理打下基础。另外,在护理过程中,还应注意保护性医疗制度,不可在患者面前谈论病情及无关的事情。

(4) 密切观察病情:木僵状态的患者,有时会突然出现短暂的紧张性兴奋和冲动、伤人等行为,因此应注意观察病情变化,及时采取措施,保证其他患者的安全。同时还应防止木僵患者被其他患者伤害。

9. (1) 自杀危险的评估:评估内容包括患者的一般人口学资料、是否有自杀或自伤行为史、有无生活应激事件、疾病症状表现、是否具有自杀征兆、发生自杀的风险等级等。有命令性幻听的患者可在幻听支配下采取自杀行为;有自罪妄想的患者,认为自己罪大恶极,只有一死方可谢罪;有被害妄想的患者也可能采取自杀行动,以避免受到残酷的"迫害";有的患者为了摆脱精神症状给其带来的痛苦而采取自杀;也有的患者对将来感到无望,预料将来的自己必将一败涂地,毫无希望,感到生命已到尽头,活着毫无意义,从而采取自杀。

(2) 密切观察病情:对存在幻觉、妄想的患者,要对其症状类型、内容、频度等做到心中有数,密切观察患者的言语、情绪及行为表现;对有自杀病史、消极言行、情绪低落、自罪自责,以及有藏药史的患者,要时刻掌握其行动,应予以重点监护。对于具有自杀先兆的患者,护士应保证患者 24h 不离视线,并注意观察患者的情绪变化,提高警惕,如遇患者睡眠不好,更应加以防范。

(3) 适当讨论自杀问题:根据患者的病情和具体情况,可与患者讨论自杀的问题(如计划、时间、地点、方式、如何获得自杀的工具等),并讨论面对挫折的态度和表达愤怒的方式,这种坦率的交谈可大大降低患者的自杀危险性。

10. (1) 幻嗅、被害妄想的患者,认为饭菜不能吃,是毒害他的,因而拒绝进食。

(2) 虚无妄想的患者,认为自己的胃或肠不存在了,因而不进食或只吃些流食。

(3) 罪恶妄想的患者,认为自己是罪人,不应该吃饭,因而拒绝进食。

(4) 受命令性幻听内容影响的患者,认为有人说他"不能吃饭",因而拒绝进食。

(5) 精神分裂症衰退或者服药后有不良反应的患者,由于吞咽功能下降,导致进食困难,入量不足。

(6) 木僵患者,无法自行进食。

五、案例分析题

1. 言语性幻听、被害妄想、嫉妒妄想、物理影响妄想。

2. 精神分裂症。

3. 护理诊断

有对他人(自己)实施暴力的危险　与幻听、关系及被害妄想、精神运动性兴奋及自知力缺乏等有关。

不依从行为　与幻听、被害妄想、自知力缺乏等有关。

思维过程改变　与思维内容障碍等有关。

生活自理能力下降　与精神症状导致自理能力下降有关。

睡眠型态紊乱　与幻觉、妄想、兴奋、环境不适应、警惕性高及睡眠节律紊乱有关。

感知觉紊乱　与注意力不集中、感知觉改变有关。

4. (1) 躯体方面:①改善患者睡眠,为患者创造良好的睡眠环境,实施促进患者睡眠的措施;②做好基础护理,保证患者的清洁。

(2) 心理功能方面:①与患者建立良好的护患关系。②密切观察病情,从患者的言语、表情、行为表现中了解幻觉出现的时间、频率、内容、规律。③了解幻觉的性质,鼓励患者参加文娱活动,分散患者注意力。病情好转后在适当时机,对患者病态体验提出合理解释,帮助认识疾病,促进康复。④被害妄想:耐心护理,说服劝解,注意在症状活动期,不可贸然触及患者的妄想内容。若患者自行谈及妄想内容时,护理人员要仔细倾听,接受其真实感,不要急于纠正或与其争辩。注意评估患者妄想内容有无泛化,做好安全护理。

(3) 社会功能方面:指导患者生活自理,建立良好的作息,保持良好的生活习惯,开展社会交往能力训练、工作能力训练、娱乐能力训练等。

(4) 做好安全护理,帮助患者控制情绪,不激惹患者,不与其争执,尽量满足患者的合理需求。

(邵　静)

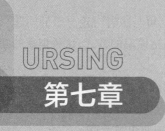

第七章

抑郁障碍患者的护理

实 践 指 导

【实践目的】

1. 掌握　抑郁障碍的临床表现;护理程序在抑郁障碍患者护理中的应用;抑郁障碍患者的护理措施。
2. 熟悉　抑郁障碍患者的病因及发病机制。

【实践地点】

精神病专科医院、综合医院精神科或心理科病房。

【实践内容】

1. 通过临床病例掌握抑郁障碍的基本概念。
2. 讨论抑郁障碍的临床表现,通过病例讨论学习,指出患者存在哪些精神症状。
3. 讨论抑郁障碍的诊断要点。
4. 运用护理程序为抑郁障碍患者实施整体护理,对抑郁障碍患者实施合理的护理措施。
5. 与抑郁障碍患者及家属沟通访谈,为患者及家属进行个体化健康指导。

【实践用物】

1. 会议室/访谈室　供学生与患者进行访谈,老师进行示教等。
2. 病历资料　供学生查阅患者的基本资料、相关治疗、检查及记录。
3. 标准化评估量表　供学生与患者访谈时进行症状评估。
4. 精神科病房内的环境设施　符合精神科安全管理要求,让学生能参与到进餐、重点患者护理等环节。

【实践方法】

1. 集中示教　在抑郁障碍患者的护理理论学习后安排临床实践的学习。由临床带教老师带学生参观病房,交代病房相关管理制度与注意事项,介绍科室的管理模式及护士的主要工作,引导学生回顾抑郁障碍的理论相关知识,说明实践目的与内容,强调实习重点。

2. 分组观摩　将学生分为 8~10 人一组,每组安排 1~2 个典型教学案例,指导学生与患者沟通并观察患者的言行,让学生在与患者的沟通和对患者的观察过程中判断患者是否存在精神症状,有什么样的精神症状,以及患者病情的变化过程,并学会如何与此类患者进行治疗性沟通。

3. 分组实践　学生分组现场查看患者后,组织学生分组讨论各自所见患者的精神症状、治疗性沟通的技巧,并针对每位患者的精神症状提出恰当的护理措施。每组学生在老师指导下完成一个案例护理措施的具体实施,然后分组讨论总结。

4. 总结与指导　带教老师总结并启发学生将不同病例之间的异同进行比较,总结分析学生实践过程中存在的问题,指导学生学会对抑郁障碍患者实施整体护理。

5. 布置家庭作业　每位学生根据自己的实践经历及带教老师的指导,写一份详细的实践报告。

学 习 指 导

【知识点导图】

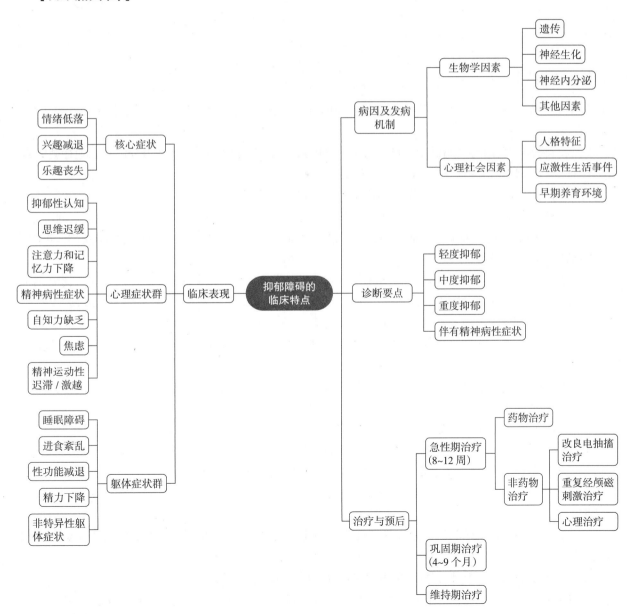

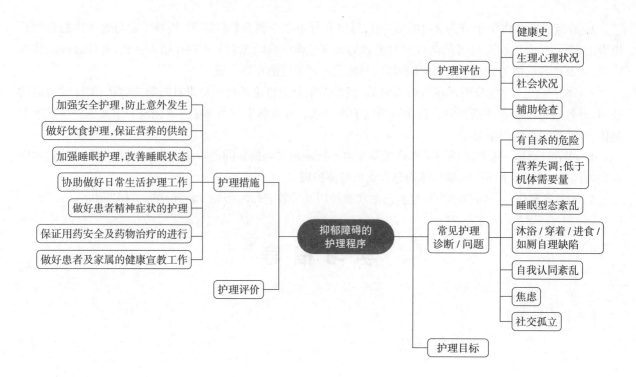

【学习小结】

1. 抑郁障碍的基本概念　是以与现实处境不相称的、显著而持久的情绪低落为基本临床特点的一类心境障碍。

2. 抑郁障碍的病因与发病机制　可能与生物学因素,如遗传、神经生化、神经内分泌及心理社会因素,如人格特征、应激性生活事件、早期养育环境等有关。

3. 抑郁障碍的临床表现　可分为核心症状、心理症状群和躯体症状群。

(1) 核心症状:包括情绪低落、兴趣减退、乐趣丧失。其中,情绪低落具有"晨重暮轻"节律改变的特点。

(2) 心理症状群:包括抑郁性认知、思维迟缓、注意力和记忆力下降、精神病性症状、自知力缺乏、焦虑及精神运动性迟滞或激越等。

(3) 躯体症状群:可出现睡眠障碍、进食紊乱、性功能减退、精力下降、非特异性躯体症状等。其中,睡眠障碍是抑郁障碍最常伴随的躯体症状之一,主要表现为早醒,一般比平时早醒 2~3h,醒后不能继续入睡。

4. 抑郁障碍的诊断要点　结合 ICD-11 的分类进行诊断。

(1) 轻度抑郁:具有至少 2 条核心症状和至少 2 条附加症状,且患者日常工作和社交活动具有一定的困难,对患者的社会功能轻度影响。

(2) 中度抑郁:具有至少 2 条核心症状和至少 3 条(最好 4 条)附加症状,且患者日常工作、社交活动或生活存在相当的困难。

(3) 重度抑郁:3 条核心症状都存在和至少 4 条附加症状,且患者日常工作、社交活动或生活严重受损。

(4) 伴有精神病性症状:符合中、重度抑郁障碍的诊断标准,并存在妄想、幻觉或抑郁性木僵等症状。

诊断抑郁障碍时,一般要求病程持续至少 2 周,并且存在临床意义的痛苦或社会功能受损。

5. 抑郁障碍的治疗与预后　目前抑郁障碍的治疗倡导全病程治疗。全病程治疗分为急性期、巩固期和维持期治疗。

(1) 急性期治疗:8~12 周,目标为控制症状,尽量达到临床痊愈,同时促进患者社会功能的恢复,提高患者的生活质量。

(2) 巩固期治疗:4~9 个月,目标为巩固原有疗效,避免病情的复燃。

(3) 维持期治疗:目的是防止症状复发。维持治疗的时间根据不同的情况其时间的长短亦有不同。

6. 抑郁障碍的护理程序

(1) 护理评估:包括对患者健康史、生理心理状况、社会状况及辅助检查的评估。

1) 健康史:包括个人成长史、既往史以及家族遗传史等方面。

2) 生理心理状况:生理状况包括患者是否出现多种身体不适,如恶心、腹胀、腹痛、胃肠道不适、胸闷、气短等症状,以自主神经功能紊乱为主。精神状况包括患者是否表现出核心症状,如情绪低落、兴趣缺失、乐趣丧失;有无自杀观念或行为;有无自责、自罪感;有无入睡困难、早醒等睡眠障碍;有无思维迟缓、注意力和记忆力下降;有无幻觉、妄想症状等。

3) 社会状况:患者有无回避社交、疏远亲友等情况;患者是否出现工作效率低下,对学习工作无兴趣;家庭角色功能是否改变;患者是否有过负性生活事件,其强度、频率、持续时间如何。

(2) 常见护理诊断/问题:有自杀的危险、营养失调、睡眠型态紊乱、沐浴/穿着/进食/如厕自理缺陷、自我认同紊乱、焦虑、社交孤立。

(3) 护理目标:患者住院期间能做到不伤害自己、患者能自主进食、患者能遵医嘱服用安眠药入睡、患者能够自理日常生活、患者能对疾病有所认识、患者学会识别焦虑及患者能接受护士的劝解,逐渐消除病态思维,对自己有正确的评价。

(4) 护理措施:加强安全护理,防止意外发生;做好饮食护理,保证营养的供给;加强睡眠护理,改善睡眠状态;协助做好日常生活护理工作;做好患者精神症状的护理;保证用药安全及药物治疗的进行;做好患者及家属的健康宣教工作。

(5) 护理评价:患者的情绪低落是否得到有效控制、患者的正常饮食是否恢复、患者睡眠是否得到改善、患者能否自理日常生活、患者能否认识和分析自己的病态行为、患者是否学会使用有效的方法来缓解焦虑及家属是否对疾病的简单知识及如何应对有所了解。

【重点与难点】

1. 重点

(1) 抑郁障碍的护理措施。

(2) 抑郁障碍的临床表现。

2. 难点

(1) 自杀的预防与心理护理。

(2) 抑郁障碍的诊断要点。

测 试 题

一、单项选择题

1. 抑郁障碍患者的睡眠障碍最多见的是(　　)

    A. 入睡困难　　　　　　B. 睡眠过多　　　　　　C. 早醒　　　　　　D. 多梦　　　　　　E. 易惊醒

2. 关于思维迟缓的描述,说法正确的是(　　)

    A. 思维迟缓是强迫障碍的典型症状　　　　　　B. 思维迟缓是精神分裂症的典型症状

    C. 思维迟缓是抑郁障碍的典型症状　　　　　　D. 思维迟缓是癔症的典型症状

    E. 思维迟缓是患者大脑结构出现了问题

3. 抑郁障碍临床表现的核心症状是(　　)

    A. 精力明显减退、疲乏　　　　　　B. 思维迟缓、联想缓慢

    C. 情绪低落、兴趣减退、乐趣丧失　　　　　　D. 自卑、自责、自杀观念

    E. 失眠、早醒、体重减轻

4. 企图自杀的新入院患者的护理中,护士首先必须关注的是(　　)

    A. 实施一对一的自杀预防措施 　　　　　B. 每30min巡视患者

    C. 每15min巡视患者 　　　　　D. 要求患者立即汇报自杀意念

    E. 每小时巡视患者

5. 某护士为某抑郁障碍患者给出如下诊断:营养失调(低于机体需要量)。针对这一护理诊断,恰当的护理措施为(　　)

    A. 每周3次早餐前监测患者体重

    B. 向患者解释营养摄入的重要性

    C. 在患者进餐时提供小份食物并安排短时的护患沟通

    D. 就餐前为患者安排试吃

    E. 为患者提供随手可及的零食

6. 某抑郁障碍患者说:"我是一个很糟糕的人,任何事都做不好,也做不了一件正确的事。"护士的反应中最有治疗性意义的是(　　)

    A. "周围的人都很喜欢你?"

    B. "我可以看到你有很多优点。"

    C. "让我们来讨论一下,看看你做过什么正确的事?"

    D. "你今天能够自己洗衣服了。"

    E. "你为什么看不到自己的优点呢?"

7. 针对准备绝食自杀的抑郁障碍患者,首要的护理措施是(　　)

    A. 饮食护理 　　　　　B. 睡眠护理 　　　　　C. 生活护理

    D. 安全护理 　　　　　E. 适当安排娱乐活动

8. 患者,男,25岁,抑郁障碍。由于割腕自杀被送入隔离病房,当护士听到他说下列哪一句话时,护士可认为该患者可以安全地解除隔离(　　)

    A. "我想回到我的房间独处。" 　　　　　B. "我需要马上使用卫生间。"

    C. "我将不再对自己带来伤害了。" 　　　　　D. "我想见我的好朋友。"

    E. "我在这儿不能呼吸,我要离开这里。"

9. 患者,男,27岁。近4周来无明显诱因出现情绪低落,兴趣缺乏,表现为晨重暮轻,言语减少,精力减弱,动作迟缓,觉得自己脑子笨,前途渺茫,悲观失望。常早醒,食欲减退,便秘,性欲减退,自责,多次自杀未遂。该患者最可能的诊断为(　　)

    A. 神经衰弱 　　　　　B. 反应性精神障碍 　　　　　C. 抑郁性神经症

    D. 抑郁障碍 　　　　　E. 隐匿性抑郁发作

10. 抑郁障碍患者情绪变化的特点是(　　)

    A. 晨重暮轻 　　　　　B. 晨轻暮重 　　　　　C. 无明显变化

    D. 遇事最明显 　　　　　E. 不确定

11. 患者,女,42岁,2个月来出现情绪低落,兴趣索然,自觉"高兴不起来""生不如死""自己的脑子不灵了""像是生了锈的机器",认为自己成了家庭和社会的累赘,"成了废物",有胸闷、心悸、心慌的症状,自认为有严重心脏病,不能治愈。主动性言语及活动明显减少,生活被动,愿独处。曾多次自杀未遂,睡眠不好,早醒。对该患者首先要注意的问题是防止(　　)

    A. 活动少而引起的合并感染 　　B. 拒食导致营养不良 　　C. 自杀行为

    D. 冲动伤人 　　　　　E. 症状波动

12. 精神疾病中自杀率最高的疾病是(　　)

    A. 神经衰弱 　　　　　B. 抑郁障碍 　　　　　C. 精神分裂症

    D. 癔症 　　　　　E. 强迫症

13. 患者,男,20 岁,大二学生,近 1 年常不去上课,在宿舍呆坐,少与人交流。5d 前开始,有较强烈的自杀观念,卧床多,少语少动。为尽快改善症状,该患者的首选治疗为(　　)

    A. 生物反馈治疗　　　　　　　B. 重复经颅磁刺激治疗　　　　C. 改良电抽搐治疗

    D. 心理治疗　　　　　　　　　E. 静脉营养治疗

14. 患者,女,30 岁,有自杀未遂史,被诊断为"抑郁障碍"收入院,入院后尚能自我护理,没有明显的情绪低落,只是对任何事都兴趣索然。护士护理时应注意的是(　　)

    A. 提高警惕,防止患者掩盖自己的抑郁情绪而发生意外

    B. 让患者协助护士做一些患者的组织管理工作

    C. 规定患者每日和其他患者交流的最低时限

    D. 因患者曾有自杀未遂史,因此护士每晚应常规给予患者安眠药物

    E. 患者可以自主进食,集体进餐时护士可不必观察患者的进餐情况

15. 某抑郁障碍患者对护士说:"我害怕,我不能活下去。"下列护士回答的话中最合适的是(　　)

    A. "你的看法我不能理解。"

    B. "你的家人都很关心你,你不用害怕。"

    C. "是什么事使你认为你不配活下去?"

    D. "你再这样说下去,我就不跟你说话了。"

    E. "我认为你并不可怕,我会陪伴你。"

16. 某抑郁障碍患者,觉得自己对不住所有人而拒绝进食。该患者的护理措施中,正确的是(　　)

    A. 选择患者喜爱的食物,少食多餐

    B. 耐心劝导患者进食

    C. 患者进食时在其耳旁以较大声音劝导

    D. 将饭菜置于患者床旁然后自行离开

    E. 进食时让患者与他人交换食物

17. 对于符合重度抑郁障碍诊断的患者,护士应首先评估的症状是(　　)

    A. 睡眠障碍　　　　　　　　　B. 食欲下降,体重减轻　　　　C. 无价值感

    D. 自杀观念　　　　　　　　　E. 注意力难以集中

18. 患者,女,24 岁,被诊断为重度抑郁障碍。住院过程中,患者对自己 2 周内体重下降 5kg、每晚只睡 3h 左右以及糟糕的卫生状况感到沮丧。患者说:"我对任何人都没有好处,没有我,大家会过得更好。"此时护士应首先询问(　　)

    A. "你是什么意思?"

    B. "你想怎么来解决这些问题呢?"

    C. "你的家人不照顾你吗?"

    D. "发生了什么使你那样想?"

    E. "为什么这么消极呢? 人生是美好的。"

19. 每天口服文拉法辛胶囊 3 次,已服用 2d 的患者说:"这个药对我没有任何好处,我仍然非常抑郁。"此时护士最合适的回答是(　　)

    A. "或许我们应该增加你的服药剂量。"

    B. "再等几天,看看你感觉怎么样?"

    C. "抗抑郁药需要 2~4 周才能改善情绪症状,我们一起努力,等待病情好转。"

    D. "时间太短了,还不能判断这种药对你是否有帮助。"

    E. "才服用 2d,怎么可能那么快起效呢?"

20. 某重度抑郁障碍患者计划出院。此时护士应重点评估的是(　　)

    A. 将来的工作计划　　　　　　　　　　　　B. 与另一患者的冲突

C. 心理测试结果　　　　　　　　　　D. 患者出院后的用药管理

E. 回顾住院治疗的经过

二、多项选择题

1. 当抑郁障碍患者思维迟缓,很难形成有效护患交流时,护理人员应该( )

A. 耐心等待,多陪伴患者

B. 不断督促患者快点回答问题

C. 以非语言的姿势表达对话题的关切

D. 以简单、中性、缓慢的语句表达对话题继续下去的兴趣

E. 对患者进行保护性约束

2. 抑郁障碍的临床表现有( )

A. 情绪低落,自我感觉差　　　　　　B. 快感缺失

C. 思维迟缓　　　　　　　　　　　　D. 兴趣缺乏

E. 意志活动减退

3. 当抑郁障碍患者的护理效果不佳时,护理人员应考虑( )

A. 护理目标是否正确　　　　　　　　B. 护理计划是否合理

C. 护理措施是否符合患者需求　　　　D. 护患双方是否都参与

E. 护理诊断是否正确

4. 影响抑郁障碍复发的因素有( )

A. 维持治疗的药物剂量或时间不足　　B. 心理、生理应激

C. 社会适应不良　　　　　　　　　　D. 有心境障碍家族史

E. 情绪不佳

5. 下列情况中患者发生自杀的危险性高的是( )

A. 重度抑郁　　　　　　　　　　　　B. 重度焦虑

C. 长期滥用酒精或药物　　　　　　　D. 生活方式稳定

E. 应对策略消极

三、名词解释

1. 抑郁性木僵　　　　　　2. 抑郁障碍　　　　　　3. 抑郁性认知

四、简答题

1. 列表简述抑郁障碍的临床表现及护理措施。

2. 简述抑郁障碍患者的睡眠护理。

3. 影响抑郁障碍复发的因素有哪些?

4. 简述抑郁障碍的全病程治疗。

五、案例分析题

患者,女,30岁,以"情绪低落、悲伤、兴趣减退伴自杀行为1个月"为主诉入院。患者于1个月前无明显诱因出现心烦、心情不好、悲伤哭泣;感到"脑子发木",反应迟钝,话少,感觉自己变笨了,以前经常干的活都不会干了;不愿出门,不愿见人;未就诊,症状逐渐加重,觉得自己什么都干不了,成了家人的累赘;所有人都比自己过得好;兴趣减退,对什么都提不起兴趣;变得敏感,总认为别人看不起自己,周围人都在议论自己无能,甚至有时凭空听到声音责备自己,但找不到说话的人;觉得自己不配做母亲,照顾不好孩子;不愿吃饭,认为吃饭是浪费;失眠,但终日卧床,早晨不愿起床,每天都是度日如年,到傍晚时感觉比早上轻松。入院前1d在家中欲自杀,被家人及时发现救下,送来住院。入院查体未见阳性体征,实验室检查未见异常。其祖父曾有精神病病史,其二姑年轻时因与婆母吵架,上吊自杀。患者高中毕业后在家务农,个性开朗;20岁结婚,育有一女,夫妻关系一般,无烟酒嗜好。既往健康。2年前,因与丈夫吵架,患者表现为话少,不愿干活,好在床上躺着,心烦,哭泣,数月后渐自愈。

请回答：

1. 该患者的临床诊断是什么？请给出该病的定义。

2. 提出该患者的主要护理诊断。

3. 针对该患者的护理诊断,护士应采取哪些护理措施？

参 考 答 案

一、单项选择题

1. C　　2. C　　3. C　　4. A　　5. C　　6. D　　7. D　　8. C　　9. D　　10. A

11. C　12. B　13. C　14. B　15. B　16. A　17. D　18. B　19. C　20. D

二、多项选择题

1. ACD　　　　2. ABCDE　　　　3. ABCDE　　　　4. ABCD　　　　5. ABCE

三、名词解释

1. 抑郁性木僵:是一种极为严重的抑郁障碍,可表现为不语、不动、不食,达木僵状态,但经仔细精神检查,患者仍流露出痛苦抑郁情绪,这种状态称为抑郁性木僵。

2. 抑郁障碍:是以与现实处境不相称的、显著而持久的情绪低落为基本临床特点的一类心境障碍。

3. 抑郁性认知:在抑郁内心体验的基础上,患者往往会出现认知扭曲,即抑郁性认知,也是抑郁障碍的重要特征之一,如对各种事物均作出悲观的解释。

四、简答题

1. 抑郁障碍的临床表现及护理措施见表 7-1。

表 7-1　抑郁障碍的临床表现及护理措施

临床表现	护理措施
情绪低落 (晨重暮轻,易发生自杀)	① 改变睡眠状态 ② 加强清晨的护理巡视 ③ 对早醒患者进行安抚,延长其睡眠时间 ④ 排查可能自杀的工具及自杀的先兆症状 ⑤ 避免患者单独活动和外出
思维迟缓 (脑子像"生锈"了一样)	① 语言沟通:避免简单生硬的语言,如"你不应该……"不要过分认同患者的悲观感受,如"我要换了你,也会一样痛苦",应引导患者回忆一些快乐的经历和体验 ② 非语言沟通:从目光、眼神、肢体语言中让患者感受到关心和支持
意志减退 (严重时出现抑郁性木僵,不吃不喝不动;生活消极,多"负性思考")	① 营养:选择患者喜爱的食物,陪伴患者进食,少食多餐等,必要时采用喂食、鼻饲、静脉输液等 ② 长期卧床:预防压力性损伤,帮助患者勤翻身、被动运动,保持躯体卫生等 ③ 心理治疗:设法打断患者的负性思考,训练患者学习新的心理应对方式
无用、无助、无望	多用鼓励的语言,耐心倾听,并鼓励患者诉说
自责、自罪、自杀	① 严格执行护士巡视制度 ② 发药时,仔细检查患者口腔,严防藏药或蓄积后一次性吞服 ③ 量体温时,应"手不离表",严防患者吞咬体温计 ④ 密切观察患者的药物不良反应
食欲降低、性欲降低、睡眠障碍	① 拒食患者:进行营养补给 ② 保证安静的睡眠环境,减少白天卧床时间,必要时服用安眠药物

2.(1) 对抑郁发作出现睡眠障碍的患者,护士白天应安排或陪伴患者从事多次短暂的活动,减少卧床时间。

(2) 睡前给予适温饮料,如牛奶,或洗温水澡,保证安静的睡眠环境等。

(3) 清晨护士应加强护理巡视,对早醒患者给予安抚,遵医嘱给予必要的安眠药物,使其延长睡眠时间。

3.(1) 抗抑郁药物维持治疗的剂量不够和/或时间不足。

(2) 生活事件和应激。

(3) 社会适应不良。

(4) 同时患有慢性躯体疾病。

(5) 缺乏社会和家庭的支持。

(6) 有阳性情感障碍家族史。

4. 抑郁障碍的全病程治疗分为急性期、巩固期和维持期治疗。

(1) 急性期治疗:8~12 周,目标为控制症状,尽量达到临床痊愈,同时促进患者社会功能的恢复,提高患者的生活质量。

(2) 巩固期治疗:4~9 个月,目标为巩固原有疗效,避免病情的复燃。

(3) 维持期治疗:目的是防止症状复发。维持治疗的时间根据不同的情况其时间的长短亦有不同。

五、案例分析题

1. 抑郁障碍。抑郁障碍是以与现实处境不相称的、显著而持久的情绪低落为基本临床特点的一类心境障碍。

2. 有自杀的危险   与抑郁、自我评价低、自责自罪、消极观念有关。

营养失调:低于机体需要量   与抑郁导致的食欲不振、卧床不动、木僵状态等所致的摄入不足有关。

睡眠型态紊乱   与严重抑郁所致的入睡困难等睡眠障碍有关。

沐浴/穿着/进食/如厕自理缺陷   与精神运动迟滞、兴趣丧失、无力照顾自己有关。

自我认同紊乱   与抑郁情绪、自我评价过低有关。

焦虑   与无价值感、内疚自责、罪恶感有关。

社交孤立   与抑郁情绪、兴趣丧失、缺乏人际交往意愿等因素有关。

3.(1) 加强安全护理,防止意外发生。

(2) 做好饮食护理,保证营养的供给。

(3) 加强睡眠护理,改善睡眠状态。

(4) 协助做好日常生活护理工作。

(5) 做好患者精神症状的护理。

(6) 保证用药安全及药物治疗的进行。

(7) 做好患者及家属的健康宣教工作。

(苏晓云)

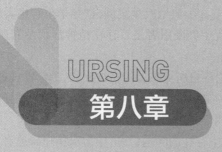

第八章

双相障碍患者的护理

实 践 指 导

【实践目的】

1. 掌握　双相障碍患者躁狂发作和抑郁发作的临床特点和护理要点。
2. 熟悉　双相障碍患者的基础护理及健康指导内容。
3. 了解　双相障碍的发病机制、诊断要点和预后。

【实践地点】

精神病专科医院、综合医院精神科或心理科病房。

【实践内容】

1. 在带教老师带领下参观双相障碍病房的设置,进病区参观,由病区指定带教老师介绍病区环境。
2. 在双相障碍基本知识理论学习后,带教老师交代病房相关管理制度与注意事项,强调实习重点。学生分组讨论,加强复习巩固。
3. 病例介绍,学生分组讨论分析双相障碍病例的常见临床症状。
4. 带教老师总结学生在实践过程中遇到的问题,指导临床工作中应该注意的事项。

【实践用物】

1. 会议室/访谈室　供学生与患者进行访谈,老师进行示教等。
2. 病历资料　供学生查阅患者的基本资料、相关治疗、检查及记录。
3. 标准化评估量表　供学生与患者访谈时进行症状评估。
4. 精神科病房内的环境设施　符合精神科安全管理要求,让学生能参与到进餐、重点患者护理等环节。

【实践方法】

1. 集中示教　在双相障碍患者的护理理论学习后安排本次临床实践的学习。由临床带教老师带学生参观病房,解释病房相关管理制度与注意事项,介绍科室的管理模式及护士的主要工作,引导学生回顾双相障碍的理论知识,说明实践目的与内容,强调实习重点。

2. 分组观摩　将学生分为6~8人一组,每组安排1~2个典型教学案例,指导学生与患者沟通并观察患者的言行,让学生在与患者的沟通和对患者的观察过程中判断患者是否存在精神症状及其严重程度,患者病情的演变过程,并学会如何与患者进行治疗性的沟通。

3. 分组实践　学生分组现场查看患者后,分组讨论各自所见患者的精神症状、治疗性沟通的技巧,并针对每位患者的精神症状提出恰当的护理措施。每组学生在老师指导下完成一个案例护理措施的具体实施,然后分组讨论总结在实施整体护理程序中的体会与心得。

4. 总结与指导　带教老师总结分析学生实践过程中存在的问题,并指导为双相障碍患者实施整体护理的要点。

5. 布置家庭作业　学生根据自己的实践经历及老师的指导,按照护理程序,以实践的案例为蓝本,写一份详细的实践报告。

学 习 指 导

【知识点导图】

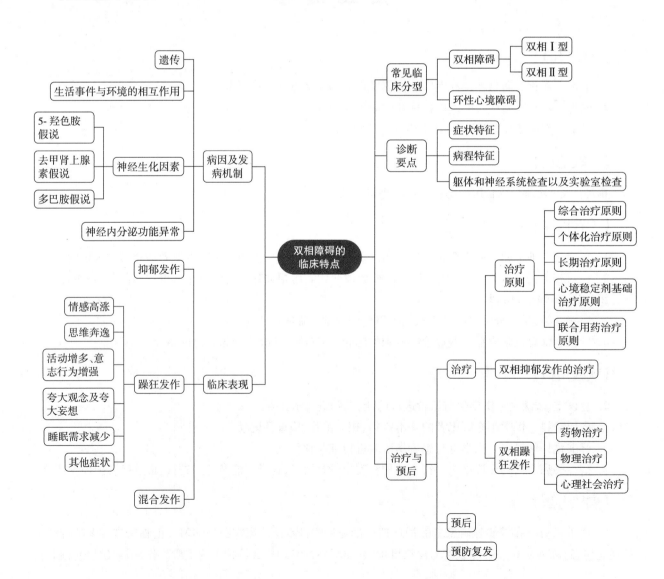

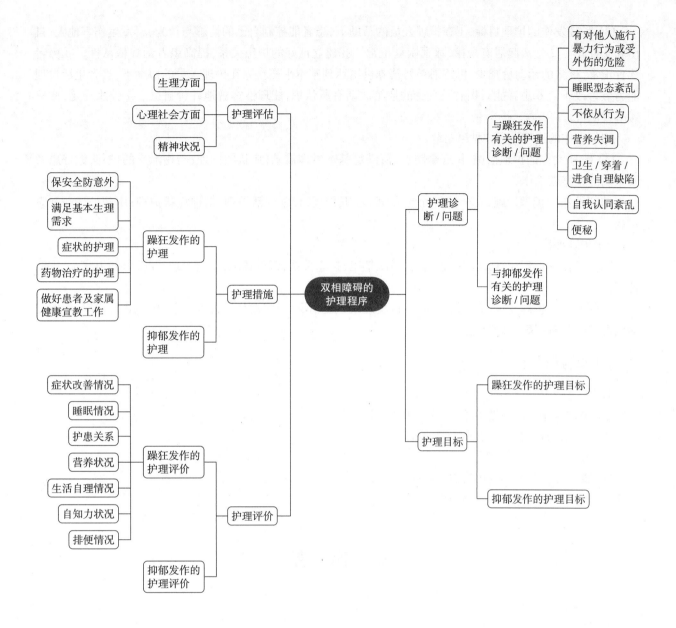

【学习小结】

1. 双相障碍的基本概念　指临床上同时存在躁狂（或轻躁狂）发作和抑郁发作的一类心境障碍，是临床上常见的精神障碍之一。

2. 双相障碍的常见临床分型

(1) 双相Ⅰ型(BP-Ⅰ)：指至少出现一次躁狂发作或混合发作，持续时间至少为 1 周。

(2) 双相Ⅱ型(BP-Ⅱ)：指有明显的抑郁发作，同时有一次或多次轻躁狂发作，但无躁狂发作。

(3) 环性心境障碍：主要特征是持续性心境不稳定。心境高涨与心境低落反复交替出现，但严重程度相对较轻，心境波动通常与生活事件无明显关系，与患者的人格特征有密切关系。

3. 双相障碍临床特点　①反复出现心境和活动水平的明显改变；②最典型的形式是躁狂和抑郁交替发作。

4. 双相障碍的护理程序

(1) 护理评估：从患者生理、心理社会和精神状况三个方面进行评估。

(2) 与躁狂发作有关的常见护理诊断/问题：①有对他人施行暴力行为或受外伤的危险；②睡眠型态紊乱；③不依从行为；④营养失调：低于机体需要量；⑤卫生/穿着/进食自理缺陷；⑥自我认同紊乱；⑦便秘。

与抑郁发作有关的常见护理诊断/问题见第七章。

(3) 躁狂发作的护理目标:①在护理人员的帮助下,患者能控制自己的情感与行为,不发生伤害他人、自伤和受外伤。②生活起居有规律,睡眠恢复正常。③建立良好的护患关系,提高患者治疗依从性。④患者饮食正常,过多的活动量减少,机体消耗与营养供给达到基本平衡。⑤在护理人员的协助下,患者生活自理能力显著改善。⑥患者能对疾病及自身的情绪波动有所认识,能理性客观地评价自己。⑦饮水充足,便秘缓解或消失。

抑郁发作的护理目标详见第七章。

(4) 躁狂发作的护理措施:保安全防意外;满足基本生理需求;症状的护理;药物治疗的护理;做好患者及家属健康宣教工作。

抑郁发作的护理措施:安全护理;饮食护理;睡眠护理;日常生活护理;精神症状护理;用药护理和健康宣教。

(5) 护理评价

躁狂发作的护理评价:症状改善情况;睡眠情况;护患关系;营养状况;生活自理情况;自知力状况;排便情况。

抑郁发作的护理评价:症状改善情况;饮食睡眠恢复情况;对疾病认识程度、不良情绪管理情况;焦虑应对情况及家属对疾病了解情况。

【重点与难点】

1. 重点
(1) 护理程序在双相障碍患者护理中的应用。
(2) 双相障碍的基本概念和临床分型。
2. 难点
(1) 躁狂发作和抑郁发作的临床特点。
(2) 双相障碍特殊症状的护理措施。

测 试 题

一、单项选择题
1. 关于双相障碍的描述,说法正确的是( )
  A. 是一种极其严重的抑郁症分型
  B. 表现为周期性的抑郁发作与躁狂发作交替
  C. 表现为周期性的夸大妄想复发
  D. 临床上常用苯二氮䓬类药物治疗
  E. 发病与社会环境、心理因素无关

2. 关于老年双相障碍抑郁发作特点的描述,说法最准确的是( )
  A. 常呈典型的抑郁发作特点
  B. 症状不典型,常有明显的幻觉妄想等症状
  C. 症状不典型,常有明显的焦虑烦躁及躯体不适主诉
  D. 症状不典型,常发展为痴呆
  E. 症状不典型,更易出现自杀行为

3. 双相障碍患者躁狂发作时,可表现为( )
  A. 思维奔逸   B. 思维迟缓   C. 病理性赘述
  D. 强迫观念   E. 强制性思维

4. 患者,男,25岁,确诊双相障碍1年余,坚持服药治疗,2个月前自行停药后出现失眠、心烦、情绪低落、自责,伴有强烈的自杀观念,并已写好遗书。该患者再次住院后,护士应高度重视并积极干预的症状是（　　）

    A. 失眠　　　　　　　　　　B. 心烦　　　　　　　　　　C. 情绪低落

    D. 自杀观念　　　　　　　　E. 自责

5. 关于双相障碍混合发作的描述,说法**不正确**的是（　　）

    A. 躁狂症状和抑郁症状在一次发作中同时出现

    B. 躁狂状态和抑郁状态不会快速转换

    C. 躁狂状态和抑郁状态在大部分时间里都很突出

    D. 躁狂发作时伴有精力和本能活动降低

    E. 抑郁发作时伴有活动过度和言语急促

6. 双相障碍躁狂发作的临床表现**不包括**（　　）

    A. 情感高涨　　　　　　　　B. 情绪低落　　　　　　　　C. 思维奔逸

    D. 夸大妄想　　　　　　　　E. 活动增多、意志行为增强

7. 双相障碍抑郁发作的认知特征**不包括**（　　）

    A. 感到前途渺茫,悲观失望　　B. 孤立无援,缺乏信心　　　C. 自责、自罪

    D. 莫名紧张和担心　　　　　E. 感到生活没有意义

8. 关于双相障碍的描述,说法**不正确**的是（　　）

    A. 有躁狂发作　　　　　　　B. 有轻躁狂发作　　　　　　C. 发作性病程

    D. 有抑郁发作　　　　　　　E. 对社会功能无影响

9. 下列症状**不符合**双相障碍患者躁狂发作期的思维表现的是（　　）

    A. 联想迅速,新概念不断出现,出现意念飘忽

    B. 自觉脑子反应特别快,有超常的能力

    C. 可能出现夸大妄想,认为自己有非凡的能力

    D. 思维迟缓,说话缓慢

    E. 联想加快,常出现音联意联

10. 患者,男,25岁,以"兴奋话多、情绪不稳、有冲动攻击行为"为主诉入院。医生给予碳酸锂联合氯氮平治疗,2周后出现恶心呕吐,食欲下降,四肢震颤,嗜睡。针对该患者,目前合适的治疗方案是（　　）

    A. 将碳酸锂加量,并维持水、电解质平衡

    B. 将氯氮平加量,并维持水、电解质平衡

    C. 将氯氮平减量,并维持水、电解质平衡

    D. 将碳酸锂减量,并维持水、电解质平衡

    E. 氯氮平和碳酸锂同时加量,并维持水、电解质平衡

11. 患者,男,50岁,工人,因"发作性言语增多,兴奋,易激惹"入院。有发脾气毁坏物品的行为,既往多次在当地医院住院治疗,每次住院后症状缓解,出院后未坚持服药,间歇期能打一些散工。本次住院后2周出现不想说话、不想动,郁郁寡欢,对很多事情提不起兴趣,早醒,食欲下降,有自杀念头并已写好遗书。该患者最可能的诊断是（　　）

    A. 精神分裂症　　　　　　　B. 复发性躁狂症　　　　　　C. 抑郁障碍

    D. 双相障碍　　　　　　　　E. 分裂情感性精神病

二、多项选择题

（1~2题共用下列题干）

患者,男,28岁,以"兴奋话多与情绪低落交替发作9个月"为主诉入院。患者于9个月前无明显诱因出现兴奋话多,语速快,情绪高涨,想法很多,感觉有使不完的精力;自我评价高,说自己可以做大官。在当

地治疗后好转,基本能坚持上班。3个月前与家人发生冲突后渐出现情绪低落,高兴不起来,不想上班,在当地医院给予舍曲林片治疗1个月后基本好转。本次入院前2周,患者再次出现兴奋话多,易发脾气,感觉自己能力很强,可以挣大钱,可以建立国际集团。

1. 该患者最合适的治疗方案是(　　)

A. 药物治疗　　　　　　B. 心理治疗　　　　　　C. 物理治疗

D. 日常照料自行缓解　　E. 单独使用传统医学治疗

2. 该患者服用碳酸锂片和奥氮平片治疗后,激惹和兴奋话多的症状得到改善,住院后第10天出现情绪低落,郁郁寡欢,有轻生念头,独在浴室发呆、哭泣、拒食,生活懒散,不洗澡、不换衣服,晚上不睡觉到处游荡。该患者目前存在的护理诊断包括(　　)

A. 营养失调:低于机体需要量　　B. 有自伤/自杀的危险　　C. 卫生/穿着/进食自理缺陷

D. 自我认同紊乱　　E. 睡眠型态紊乱

3. 躁狂发作的临床特征包括(　　)

A. 心境高涨　　　　　　B. 思维奔逸　　　　　　C. 精力旺盛

D. 爱管闲事、挥霍　　　E. 活动增多

4. 抑郁发作的临床特征有(　　)

A. 情绪低落,自我感觉痛苦　　B. 思维迟缓,反应迟钝　　C. 生活疏懒,不修边幅

D. 木僵　　　　　　　　　　E. 意志活动减退

三、名词解释

1. 双相障碍　　　　　2. 躁狂发作　　　　　3. 抑郁发作

四、简答题

1. 简述双相障碍的常见临床分型及主要临床表现。

2. 简述双相障碍的安全护理要点。

3. 简述躁狂发作时的护理诊断。

4. 简述躁狂发作时的护理目标。

5. 简述躁狂发作时的护理评价。

五、案例分析题

患者,女,25岁,工人。1个月前由于工作失误受到领导当众批评,患者感到委屈,出现失眠,早醒,对前途悲观失望,整天闷闷不乐,少与人交往。近1周来,一反常态,出现兴奋话多,说终于战胜了自己;自我感觉好,自我评价高,说要考北京大学研究生,购买多种复习资料,通宵看书,力争把失去的时间补回来;说领导批评她是为了鼓励她发挥才能,不认为自己有病,把单位送她住院解释为让她来考研特训。

请回答:

1. 该患者最可能的诊断是什么?

2. 提出针对该患者的护理诊断。

3. 制订针对该患者的护理措施。

参 考 答 案

一、单项选择题

1. B　　2. C　　3. A　　4. D　　5. B　　6. B　　7. D　　8. E　　9. D　　10. D

11. D

二、多项选择题

1. ABC　　　　2. ABCE　　　　3. ABCDE　　　　4. ABDE

三、名词解释

1. 双相障碍:指临床上同时存在躁狂(或轻躁狂)发作和抑郁发作的一类心境障碍,是临床上常见的精神障碍之一。

2. 躁狂发作:指一种显著而持久的以情感高涨、思维奔逸、活动增多及意志行为增强为主要临床表现的情绪状态,可伴有夸大观念或妄想、冲动行为等症状。

3. 抑郁发作:指一种显著而持久的以情绪低落、思维迟缓、意志活动减退为主要临床表现的情绪状态,可伴有负性认知、焦虑、精神运动性迟滞、饮食睡眠紊乱、持续性疲乏等症状。

四、简答题

1. (1) ICD-11 将双相障碍分为两个亚型,即双相Ⅰ型(BP-Ⅰ)和双相Ⅱ型(BP-Ⅱ)。在 ICD-11 中,临床上以目前发作类型确定双相障碍的亚型:①目前为轻躁狂;②目前为不伴精神病性症状的躁狂发作;③目前为伴有精神病性症状的躁狂发作;④目前为轻度或中度抑郁发作;⑤目前为不伴精神病性症状的重度抑郁发作;⑥目前为伴精神病性症状的重度抑郁发作;⑦目前为混合性发作;⑧目前为缓解状态。

(2) 临床表现:①抑郁发作时有情绪低落、思维迟缓、意志活动减退的"三低"症状;②躁狂发作时有情感高涨、思维奔逸、活动增多"三高"症状;③混合发作,躁狂症状和抑郁症状可在一次发作中同时出现,如抑郁心境伴以连续数日至数周的活动过度和言语急促,躁狂心境伴有激越、精力和本能活动降低等。

2. 双相障碍的安全护理要点

(1) 躁狂发作的安全护理要点:及时了解掌握患者发生暴力行为的原因,设法消除或减少引发暴力行为的因素,有效防范暴力性事件;合理安置患者,将患者安置于安静、安全、舒适的环境中,并对极度兴奋、躁动的患者严密监护,严防自伤或伤人。

(2) 抑郁发作的安全护理要点:及时辨认抑郁障碍患者自杀意图的强度与可能性,以及患者可能采取的自伤、自杀方式,有效防止意外的发生;妥善安置患者,提供安全的环境,病房光线应充足、明亮,减少噪声的干扰;做好危险物品的管理,以免患者将其作为自杀工具;将有自杀企图的患者安排在便于观察的病室内,必要时设专人看护。

3. 躁狂发作的护理诊断

有对他人施行暴力行为或受外伤的危险　与易激惹、好挑剔、爱管闲事、不合理要求受阻有关。

睡眠型态紊乱:入睡困难、早醒　与精神运动性兴奋、精力旺盛有关。

不依从行为　与情感高涨、易激惹、自知力缺乏有关。

营养失调:低于机体需要量　与兴奋消耗过多、进食无规律有关。

卫生/穿着/进食自理缺陷　与躁狂兴奋、无暇料理自我有关。

自我认同紊乱　与思维障碍(夸大妄想)的内容有关。

便秘　与生活起居无规律、饮水量不足有关。

4. 躁狂发作的护理目标

(1) 在护理人员的帮助下,患者能控制自己的情感与行为,不发生伤害他人、自伤和受外伤。

(2) 生活起居有规律,睡眠恢复正常。

(3) 建立良好的护患关系,提高患者治疗依从性。

(4) 患者饮食正常,过多的活动量减少,机体消耗与营养供给达到基本平衡。

(5) 在护理人员的协助下,患者生活自理能力显著改善。

(6) 患者能对疾病及自身的情绪波动有所认识,能理性客观地评价自己。

(7) 饮水充足,便秘缓解或消失。

5. 躁狂发作的护理评价

(1) 症状改善情况:患者的异常情绪反应是否按预期目标得到改善,有无超出限定范围和时限的异常表现;护理措施实施过程中,患者是否发生过异常情绪状态下的冲动、伤人、毁物、扰乱秩序等意外行为。

(2) 睡眠情况:患者睡眠情况是否得到改善,每天的睡眠时长是否增加。

(3) 护患关系:护理人员能否与患者建立良好的护患关系,患者是否能配合住院过程中的治疗。

(4) 营养状况:患者过多的活动量有否减少,营养状况有否改善。

(5) 生活自理情况:患者是否能生活自理,满足个人基本生理需求。

(6) 自知力状况:患者能否正确认识、了解疾病,认同自己情绪的不合理波动,客观地评价自己。

(7) 排便情况:患者每天是否能保证饮水量,便秘情况是否有缓解或消失。

五、案例分析题

1. 双相障碍,目前为不伴有精神病性症状的躁狂发作。

2. 不依从行为　与情感高涨、易激惹、自知力缺乏有关。

睡眠型态紊乱　与精神运动性兴奋、精力旺盛有关。

自我认同紊乱　与思维障碍有关。

3. 针对该患者的护理措施

(1) 合理安置患者的居住环境:该患者情绪高涨,容易受到周围环境的影响,嘈杂的环境会加重患者的兴奋程度。因此,应安置于安静、安全、舒适的休养环境中,室内空气应清新,墙壁、窗帘应选择淡雅色,避免鲜艳的色彩、噪声等不良环境因素的干扰。

(2) 患者通宵看书,要防止其过度消耗体能而不能保证充足的睡眠,合理安排患者的活动,为患者提供安静的睡眠环境,使患者能得到适当的休息和睡眠;及时提醒患者正常进食,避免过于忙碌而不能保证食物的摄入。

(3) 对于患者自我感觉良好、夸大的表现,护理人员应因势利导,增加患者的现实感。

(4) 药物治疗的护理:向患者讲述药物治疗的必要性、起效时间及可能出现的不良反应,提高患者服药的依从性。

(5) 健康宣教:向患者及家属宣讲所患疾病的病因、临床特征、治疗手段、用药不良反应及观察、复发先兆症状的识别等方面的知识,取得患者的配合,并使家属了解督促和协助患者坚持服药、定期复查的重要性;宣讲保持稳定的情绪、合理的营养、充足的睡眠、良好的心境对疾病的作用;指导家属为患者创造良好的家庭环境,锻炼患者的生活和工作能力。

(肖爱祥)

URSING

第九章

焦虑与恐惧相关障碍患者的护理

实 践 指 导

【实践目的】

1. 掌握　焦虑与恐惧相关障碍患者的护理程序。
2. 熟悉　焦虑与恐惧相关障碍患者的特征性表现。
3. 了解　焦虑与恐惧相关障碍病房或诊室的设置特点。

【实践地点】

精神病专科医院、综合医院精神科或心理科病房。

【实践内容】

1. 焦虑与恐惧相关障碍病房的设置特点。
2. 典型焦虑与恐惧相关障碍患者的主要临床表现。
3. 焦虑与恐惧相关障碍的护理要点。

【实践用物】

1. 会议室/访谈室　供学生与患者进行访谈,老师进行示教等。
2. 病历资料　供学生查阅患者的基本资料、相关治疗、检查及记录。
3. 标准化评估量表　供学生与患者访谈时进行症状评估。
4. 精神科病房内的环境设施　符合精神科安全管理要求,让学生能参与到进餐、重点患者护理等环节。

【实践方法】

1. 集中示教　带教老师带领学生参观收治焦虑与恐惧相关障碍患者的病房,并介绍病房设置特点。带教老师准备 2~3 个典型病例(从广泛性焦虑障碍、惊恐障碍、场所恐惧障碍、社交焦虑障碍、特定恐惧障碍、分离性焦虑障碍中进行选择),逐一向学生介绍分析病例的典型症状。

2. 分组实践和观摩　学生 8~10 人一组与患者床旁接触,对照临床症状分类逐项评估患者。每组评估完成后,回到示教室对评估结果进行讨论。

3. 总结与指导　学生分组总结汇报病例的典型症状、拟采取的护理措施。带教老师总结病例临床症状之间的关系与相互影响,不同疾病的诊断要点、护理要点。

4. 布置家庭作业　学生根据自己的实践经历及老师的指导,按照护理程序,以实践的案例为蓝本,写一份详细的实践报告。

学 习 指 导

【知识点导图】

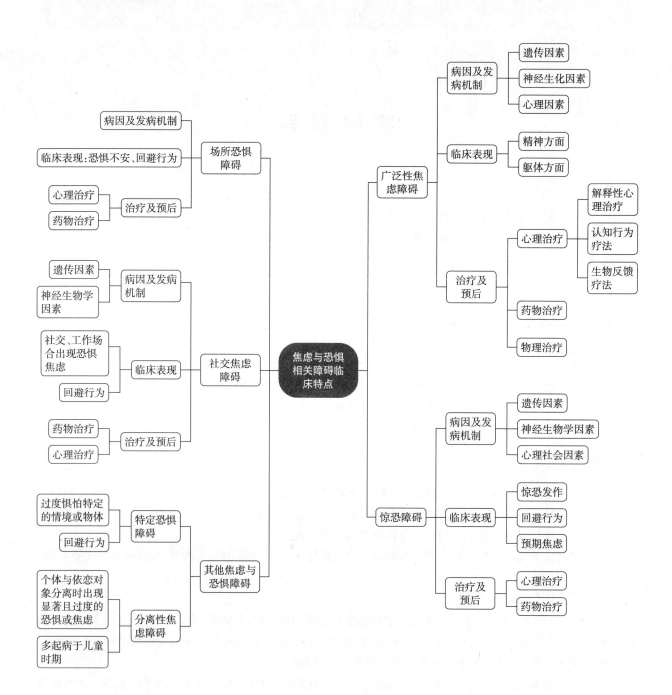

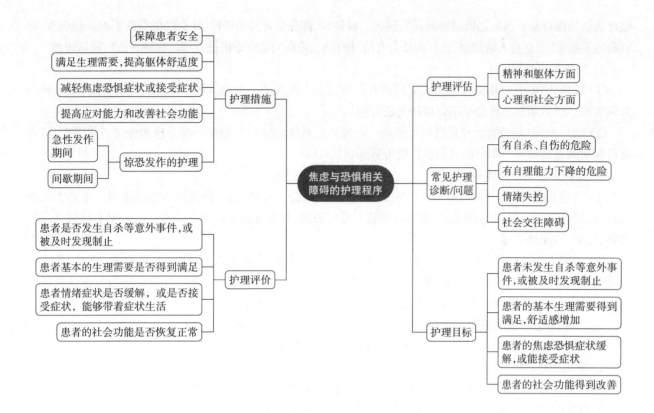

【学习小结】

一、焦虑与恐惧相关障碍的临床特点

焦虑与恐惧相关障碍是一组以焦虑症状和恐惧症状为主要临床表现的精神障碍的总称,其特点是过度恐惧和焦虑,以及相关的行为障碍,其症状严重到影响了个人、家庭、社会、教育、职业或其他重要的社会功能。

在 ICD-11 中,焦虑与恐惧相关障碍分为广泛性焦虑障碍、惊恐障碍、场所恐惧障碍、社交焦虑障碍、特定恐惧障碍、分离性焦虑障碍等。

1. 广泛性焦虑障碍

(1) 临床表现:①精神方面以经常或持久的,无明显对象或对日常生活多方面的烦恼、担心和紧张不安为特征;②躯体方面主要表现为慢性疼痛、运动性不安和交感神经过度兴奋。

(2) 治疗及预后:治疗上倡导全病程综合性治疗,包括药物治疗、心理治疗、物理治疗等。广泛性焦虑障碍具有高复发性特点,病程迁延。

2. 惊恐障碍

(1) 临床表现:经常性的惊恐发作,不限于特定的刺激或情况,常伴濒死感和自主神经功能紊乱症状,常突然出现,一般历时 5~20min,自行缓解。可以概括为:惊恐发作;回避行为;预期焦虑。

(2) 治疗及预后:治疗目标为减少惊恐发作,改善间歇期的焦虑症状和回避行为。惊恐障碍的部分病例会在几周内完全缓解,部分患者容易发展为慢性病程。

3. 场所恐惧障碍

(1) 临床表现:患者由于害怕某些场合诱发惊恐发作或其他尴尬情况但又难以逃离或难以获得帮助,因此恐惧不安,这些场景包括乘坐公交车、飞机等交通工具,处于人群拥挤地方或空旷地方。患者在行为上表现为极力回避这些环境,如不愿单独出门,不愿到人多热闹的场所,不愿乘车旅行,或需要他人陪伴。患者明知这样的强烈恐惧不合理、不必要,但又无法控制,伴有明显的焦虑不安及自主神经症状。症状常持续数月,而使患者感到极度痛苦,或导致其个人、家庭、社交、教育、职业和其他重要领域功能明显受损。

(2) 治疗及预后:目前尚没有严格意义上的消除恐惧情绪的药物。目前应用较多、疗效较肯定的是系统脱敏疗法或暴露疗法。场所恐惧障碍的远期预后一般较好,部分患者转为慢性,社会功能受到影响。起病急、有明确的发病原因、病前人格健康、良好的社会支持、病程短、较高的治疗动机提示预后良好;反之,预后较差。

4. 社交焦虑障碍

(1) 临床表现:是对暴露在陌生人面前或有可能被众人注视的一种或多种社交、工作场合感到明显和持久的害怕。患者明知这种恐惧不合理却无法自控。

(2) 治疗及预后:药物治疗首选抗抑郁药。心理治疗首选认知行为治疗。部分患者经过正规治疗,可以获得相对满意的效果。部分患者仍会长期带有症状。

5. 其他焦虑与恐惧障碍

(1) 特定恐惧障碍:是以过度惧怕特定的情境或物体为主要特征的一种焦虑与恐惧障碍。主要表现为对存在或预期的某种特殊物体或情境而出现的不合理恐惧,并出现回避行为。最常见的恐惧对象包括某些动物、昆虫、密闭环境等。

(2) 分离性焦虑障碍:是个体与依恋对象(与个体存在深厚情感联系的人,如父母、照料者、配偶、子女等)分离时出现显著且过度的恐惧或焦虑。主要表现为持续担心伤害或某些其他意外事件导致与依恋对象分离,或不愿或拒绝上学或工作,或在与依恋对象分离的场合出现躯体症状。

二、焦虑与恐惧相关障碍的护理程序

1. 护理评估　从精神和躯体、心理和社会两方面进行评估。

2. 常见护理诊断/问题

有自杀、自伤的危险　与焦虑恐惧症状持续时间长,导致抑郁有关。

有自理能力下降的危险　与焦虑症状导致精力下降有关。

情绪失控　与焦虑症状,惊恐发作症状有关。

社会交往障碍　与对社交活动的恐惧和回避有关。

3. 护理目标

患者未发生自杀等意外事件,或被及时发现制止。

患者的基本生理需要得到满足,舒适感增加。

患者的焦虑恐惧症状缓解,或能接受症状。

患者的社会功能得到改善。

4. 护理措施

(1) 保障患者安全。

(2) 满足生理需要,提高躯体舒适度。

(3) 减轻焦虑恐惧症状或接受症状。

(4) 提高应对能力和改善社会功能。

(5) 惊恐发作的护理:①急性发作期间,帮助患者脱离诱发惊恐发作的因素,并陪伴患者。②间歇期间,运用认知干预的方法,帮助患者辨别出可能诱发惊恐发作的因素。教会患者放松技术,以便患者在急性发作时,能够自我控制。做好家属工作,争取家庭和社会的理解和支持。

5. 护理评价

患者是否发生自杀等意外事件,或被及时发现制止。

患者基本的生理需要是否得到满足。

患者情绪症状是否缓解,或是否接受症状,能够带着症状生活。

患者的社会功能是否恢复正常。

【重点与难点】

1. 重点

(1) 焦虑与恐惧相关障碍的定义、特点、类型。

（2）不同焦虑与恐惧相关障碍的区别。

2. 难点

（1）焦虑与恐惧相关障碍的不同类别及其典型表现。

（2）焦虑与恐惧相关障碍患者的护理。

测　试　题

一、单项选择题

1. 某患者在人多拥挤时，会不由自主地出现紧张、心悸、出汗和呼吸困难，因而不敢出门。该患者最可能的诊断是（　　）

  A. 强迫性障碍　　　　　　B. 场所恐惧障碍　　　　　C. 广泛性焦虑障碍

  D. 疑病障碍　　　　　　　E. 分离转换障碍

2. 患者，男，28 岁，未婚。半年前在一次会议发言时因准备不充分出现紧张、不自然、脸红，之后一直不敢当众发言，否则会有出汗、头晕、心慌、恶心等身体不适感。该患者最可能的诊断是（　　）

  A. 广泛性焦虑障碍　　　　B. 急性焦虑发作　　　　　C. 社交焦虑障碍

  D. 场所恐惧障碍　　　　　E. 癔症

3. 患者，男，45 岁，自述半小时前突然感到气紧、胸闷、心悸、头晕，伴出汗，认为生命垂危，要求紧急处理。近 1 个月来这种情况发生过 3 次，每次持续 0.5~1h，发病间歇期一切正常，发病与饮食无明显关系。该患者最可能的诊断是（　　）

  A. 分离转换障碍发作　　　B. 低钾血症　　　　　　　C. 惊恐障碍

  D. 心肌梗死　　　　　　　E. 内脏性癫痫

4. 广泛性焦虑障碍的症状一般**不包括**（　　）

  A. 战栗　　　　　　　　　B. 胸部紧压感　　　　　　C. 出汗、面色苍白、心跳加快

  D. 尿频、尿急　　　　　　E. 透不过气来，濒死感

5. 恐惧与焦虑的区别是（　　）

  A. 有无惊恐发作　　　　　B. 有无具体的环境和情景　　C. 有无精神焦虑

  D. 有无焦虑情绪　　　　　E. 有无躯体焦虑

6. 关于焦虑与恐惧相关障碍的病因，目前比较一致的看法是（　　）

  A. 精神因素是主要的　　　　　　　　　B. 内在的素质因素是主要的

  C. 已发现有可疑的器质性改变　　　　　D. 具有遗传性

  E. 是外在的精神应激因素与内在的素质因素共同作用的结果

7. 广泛性焦虑障碍的核心症状为（　　）

  A. 焦虑体验　　　　　　　B. 运动性不安　　　　　　C. 警觉性增高

  D. 抑郁　　　　　　　　　E. 注意力集中困难

8. 社交焦虑障碍心理治疗首选（　　）

  A. 抗焦虑药物治疗　　　　B. 抗抑郁药物治疗　　　　C. 认知治疗

  D. 认知行为治疗　　　　　E. 精神分析治疗

9. 患者，女，27 岁，既往体健。某天在电梯里突然觉得心慌、胸闷、头晕、乏力，伴大汗、身体发抖，自觉似乎马上就会死去，感到极为恐惧。此后多次发生类似情况，但经心电图等多项检查均未发现躯体异常。该患者最可能的诊断是（　　）

  A. 强迫症　　　　　　　　B. 分离转换障碍　　　　　C. 惊恐障碍

  D. 疾病恐惧症　　　　　　E. 眩晕症

10. 关于惊恐障碍的特点的描述,说法**不正确**的是(　　　)

    A. 发作过后有担心再发作的心理

    B. 发作时意识不清楚

    C. 发作时间一般为 5~20min,很少超过 1h

    D. 常有明显的自主神经症状

    E. 发作有不可预测性和突发性

二、多项选择题

1. 焦虑与恐惧相关障碍包括(　　　)

    A. 场所恐惧障碍　　　　　　　　　　B. 社交焦虑障碍

    C. 惊恐障碍　　　　　　　　　　　　D. 特定恐惧障碍

    E. 广泛性焦虑障碍

2. 关于惊恐障碍的描述,说法正确的是(　　　)

    A. 是一种突如其来的惊恐体验

    B. 发作过后,常担心下次再发作

    C. 发作中伴濒死感或失控感以及严重的自主神经功能紊乱症状

    D. 多数患者因担心发病时得不到帮助而产生回避行为

    E. 又称恐惧症

3. 实施焦虑与恐惧相关障碍患者的护理计划时,护士应考虑的内容包含(　　　)

    A. 处理心理问题　　　　　　　　　　B. 处理躯体问题

    C. 处理社会功能障碍　　　　　　　　D. 处理人际关系的问题

    E. 处理患者的性格缺陷

4. 焦虑与恐惧相关障碍患者焦虑症状的护理措施主要包括(　　　)

    A. 与患者建立充分信任　　　　　　　B. 帮助患者识别和接受焦虑行为

    C. 帮助患者应对精神压力　　　　　　D. 教会患者放松的办法

    E. 为患者提供适宜的生活环境

5. 广泛性焦虑障碍**不应**出现的症状有(　　　)

    A. 焦虑　　　　　　　B. 紧张　　　　　　　　C. 惶恐

    D. 幻听　　　　　　　E. 妄想

三、名词解释

1. 广泛性焦虑障碍　　　　　　　　2. 分离性焦虑障碍

四、简答题

1. 简述惊恐障碍的临床表现。

2. 简述焦虑与恐惧相关障碍的定义、特点及在 ICD-11 中的基本类型。

五、案例分析题

患者,女,45 岁。2 年前因夫妻关系紧张,有一段时间心情烦乱,随后不时出现头痛、头晕,半年后出现失眠。患者自述总处于一种担心不安的状态,好像有不幸的事情要发生,如担心别人对自己的工作有看法,外出时又担心家中出事等;脾气变大,情绪不好,坐立不安,常为小事发脾气。这种情况导致患者无法完成正常的工作任务。患者病前性格善良耿直、好胜心强、做事急于求成。既往无重大躯体疾病。各项检查均无异常。精神检查:年貌相符,意识清晰、合作,神情倦怠;讲话时态度急切,情绪不安,伴有不自主小动作,对病情描述清晰,有较强烈的求治愿望。

    1. 该患者可能的疾病诊断是什么?

    2. 请依据该患者情况列出护理措施。

参 考 答 案

一、单项选择题

1. B　　2. C　　3. C　　4. E　　5. B　　6. E　　7. A　　8. D　　9. C　　10. B

二、多项选择题

1. ABCDE　　　2. ABCD　　　3. ABCDE　　　4. ABCDE　　　5. DE

三、名词解释

1. 广泛性焦虑障碍:是以广泛和持续性的焦虑为主要特征的精神障碍,常常伴有头昏、胸闷、心悸、呼吸困难、口干、尿频、出汗等自主神经活动亢进症状和运动性不安等症状。

2. 分离性焦虑障碍:是个体与依恋对象(与个体存在深厚情感联系的人,如父母、照料者、配偶、子女等)分离时出现显著且过度的恐惧或焦虑。

四、简答题

1. 惊恐障碍的症状常表现为以下三方面:

(1) 惊恐发作:患者在进行日常各种活动时,突然出现强烈的恐惧感,感到自己马上就要失控(失控感)、即将死去(濒死感),同时伴有一些躯体的不适,如心悸、胸闷或胸痛、过度换气等。患者会呼救、惊叫或逃离所处环境。一般发作突然,持续约20min,往往不超过1h即可自行缓解,患者意识清醒,事后能够回忆。

(2) 回避行为:大部分患者在发作间期采取明显的回避行为,如不去热闹的地方,不能独处,甚至不愿乘坐公共交通工具。

(3) 预期焦虑:大多数患者会担心是否会再次发作等,从而在间歇期仍表现为紧张不安、担心害怕。

2. 焦虑与恐惧相关障碍是一组以焦虑症状和恐惧症状为主要临床表现的精神障碍的总称,其特点是过度恐惧和焦虑,以及相关的行为障碍,其症状严重到影响了个人、家庭、社会、教育、职业或其他重要的社会功能。

在ICD-11中,焦虑与恐惧相关障碍分为广泛性焦虑障碍、惊恐障碍、场所恐惧障碍、社交焦虑障碍、特定恐惧障碍、分离性焦虑障碍,以及其他特定或未特定的焦虑与恐惧障碍。

五、案例分析题

1. 广泛性焦虑障碍。

2. (1) 生活方面的护理:①保证安全;②协助照顾个人卫生;③加强饮食和排泄的护理;④做好休息、睡眠与活动安排。

(2) 心理方面的护理:①建立良好的护患关系;②接受患者;③鼓励患者表达自己的焦虑和不愉快的感受;④与患者共同探讨与疾病有关的压力源,协助患者解决问题;⑤协助患者建立自我信念,掌握正向的调适技巧。

(3) 社会方面的护理:①协助患者寻求支持系统;②帮助协调家庭人际关系。

(杨芳宇)

NURSING

第十章

应激相关障碍患者的护理

实 践 指 导

【实践目的】

1. 掌握　创伤后应激障碍、适应障碍的临床表现和护理。
2. 熟悉　延长哀伤障碍、复杂性创伤后应激障碍的临床表现和护理。
3. 了解　反应性依恋障碍、去抑制性社会参与障碍的临床表现和护理。

【实践地点】

精神病专科医院、综合医院精神科或心理科病房。

【实践内容】

1. 典型应激相关障碍患者的主要临床表现。
2. 应激相关障碍患者的护理要点。

【实践用物】

1. 会议室/访谈室　供学生与患者进行访谈、老师进行示教等。
2. 病历资料　供学生查阅患者的基本资料、相关治疗、检查记录。

【实践方法】

1. 集中示教　带教老师准备 2~3 个典型病例(可从创伤后应激障碍、适应障碍、延长哀伤障碍、复杂性创伤后应激障碍中选择),并逐一向学生介绍分析病例的典型症状。
2. 分组观摩　学生 8~12 人一组,分组现场查看和评估患者,对照临床症状的分类逐项对患者进行护理评估。
3. 分组实践　学生分组总结分析病例的典型症状,相关疾病之间的鉴别。
4. 总结与指导　带教老师总结病例的临床症状之间的关系、观察要点、护理要点。
5. 布置家庭作业　学生根据自己的实践经历及老师的指导,按照护理程序,以实践的案例为蓝本,写一份详细的实践报告。

　　备注:如无真实患者,可准备标准化患者或者视频。由教师根据标准化患者或视频,带领学生进行分析和讨论。

学 习 指 导

【知识点导图】

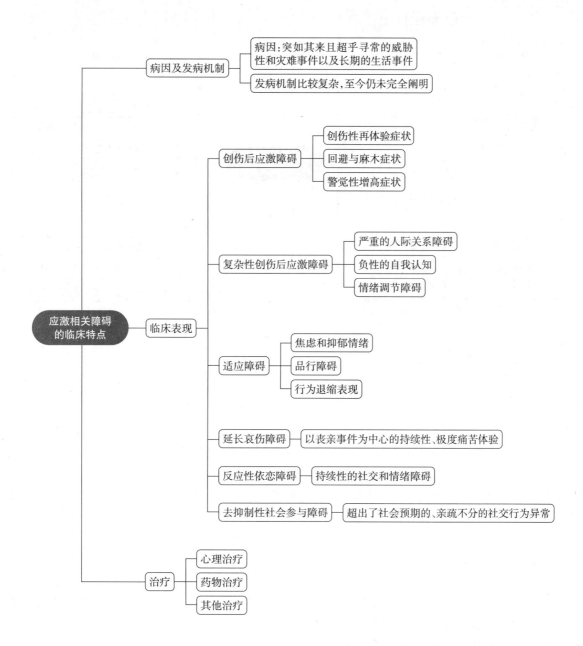

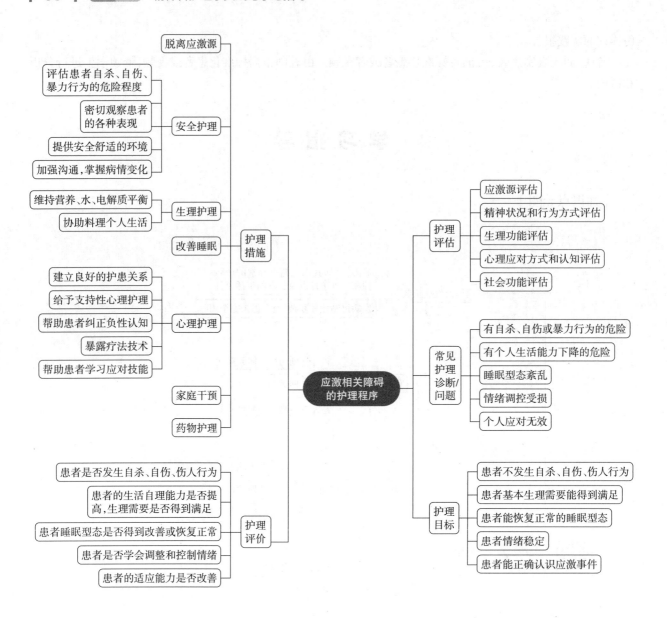

【学习小结】

1. 应激相关障碍是一组与暴露于一个或一系列应激性、创伤性事件或不良经历直接相关的精神障碍，其症状内容、病程与预后均与应激因素有密切关系。

2. 在 ICD-11 中,应激相关障碍分为创伤后应激障碍、适应障碍、延长哀伤障碍、复杂性创伤后应激障碍、反应性依恋障碍、去抑制性社会参与障碍。

3. 创伤后应激障碍　是指个体经历突发性、威胁性或灾难性生活事件而延迟出现和长期持续存在精神异常的一类精神障碍。

(1) 核心症状

1) 创伤性再体验症状:①短暂"重演"性发作;②暴露于与创伤性事件相关联或类似事件、情景或其他线索时,出现强烈的情感痛苦或生理反应;③梦魇。

2) 回避与麻木症状:①回避表现;②麻木表现。

3) 警觉性增高症状:①难以入睡或易醒;②易产生惊跳反应;③难以集中注意。

(2) 病程特点:症状通常在创伤后延迟出现,即经过一段无明显症状的间歇期后才发病,间歇期为数日至数月,甚至长达半年。症状一旦出现,则可持续数月至数年。大多数患者可自愈或治愈。

4. 复杂性创伤后应激障碍　是长期、反复经历创伤事件后出现的一种精神障碍。

其与创伤后应激障碍的区别在于:①复杂性创伤后应激障碍所遭遇的创伤性事件为难以或不可能逃脱的长时间或重复性事件(如长时间家庭暴力、反复性侵害或身体虐待等),而创伤后应激障碍遭遇的创伤性事件多为一过性事件;②复杂性创伤后应激障碍除了创伤后应激障碍的核心症状外,还存在严重的人际关系障碍、负性的自我认知和情绪调节障碍。

5. 适应障碍　是指在明显生活改变或环境改变时所产生的短期、轻度的烦恼状态和情绪失调,常有一定的行为改变和生理障碍,但不出现精神病性症状。常见的生活环境改变有丧偶、离婚、失业、更换新工作、移居国外、离退休、经济危机等。

(1) 临床症状:①焦虑和抑郁情绪,表现为无望感、哭泣、心境低落等抑郁情绪,或惶惑不知所措、紧张不安、注意力难以集中、胆小害怕和易激惹等焦虑情绪,多见于成年人;②品行障碍,表现为对他人利益的侵犯或不遵守社会准则和规章、违反社会公德,如逃学、说谎、打架斗殴、毁坏公物等,多见于青少年;③行为退缩表现,表现为孤僻离群、不注意卫生、生活无规律、尿床、幼稚言语或吸吮手指等,多见于儿童。

(2) 病程特点:患者通常在应激性事件或生活改变发生后 1~3 个月内起病。病程往往较长,但一般不超过 6 个月。

6. 延长哀伤障碍　是指丧失亲人之后持续的哀伤反应,往往超过 6 个月,且难以随着时间的推移而得到缓解。

临床特征是以丧亲事件为中心,表现为持续性的、极度的痛苦体验。患者对逝者过度追忆,不愿接受逝者已逝的现状;对与逝者相关的事物过度敏感,有意识地避免与已逝者相关的事物;难以进行正常的生活,不愿接受生活中新的角色,觉得生活无意义;情感麻木,难与他人建立亲密关系。这些症状往往超过半年。患者的社会功能受到显著影响,生活质量严重受损,甚至有自杀风险。

7. 反应性依恋障碍　是指由于在生命早期被忽视或虐待,基本情感需要未能得到满足,使得患儿不能与父母或照料者建立健康的依恋关系,从而表现为持续性的社交和情绪障碍。严重被忽视是诊断该病的必要条件,也是该病的唯一已知风险因素。

临床表现可以在婴儿期即出现,如对照料者表现出情感退缩式的行为模式,不去寻求安慰或者对安慰无反应,不参与他人活动或互动游戏,不寻求支持或帮助。基本无笑容,常有恐惧、悲伤、烦躁等表现。诊断该病需儿童年龄至少为 9 个月。

8. 去抑制性社会参与障碍　是一种常起病于 5 岁前,与生命早期被忽视有关,其核心表现为超出了社会预期的、亲疏不分的社交行为异常。与反应性依恋障碍一样,严重被忽视是诊断该病的必要条件,也是该病的唯一已知风险因素。诊断该病的年龄需为至少 9 个月。

患有去抑制性社会参与障碍的儿童表现为无法区别依恋对象,亲疏不分,对陌生人过分亲近,缺乏社交边界,可以轻易跟随陌生人离开。青少年患者表现为频繁的关系冲突和依旧亲疏不分的社交模式。

9. 应激相关障碍的治疗　主要为心理治疗与药物治疗相结合。治疗的关键在于尽可能去除精神因素或脱离引起精神创伤的环境,转移或消除应激源。

10. 应激相关障碍患者的护理

(1) 护理评估:①应激源评估;②精神状况和行为方式评估;③生理功能评估;④心理应对方式和认知评估;⑤社会功能评估。

(2) 常见护理诊断/问题:①有自杀、自伤或暴力行为的危险;②有个人生活能力下降的危险;③睡眠型态紊乱;④情绪调控受损;⑤个人应对无效。

(3) 护理目标

1) 患者不发生自杀、自伤、伤人行为。

2) 患者在自理能力下降期间,其基本生理需要得到满足。

3) 患者能恢复正常的睡眠型态。

4) 患者情绪稳定,无焦虑、恐惧、紧张等不良情绪。

5) 患者能正确认识应激事件,学会正确应对方法,获得相应支持系统。

(4) 护理措施:由于应激源不同、患者表现不同,因此不同类型的患者,其护理各有所侧重。对急性期的患者,护理的重点在于保障患者的安全、满足患者的基本生理需要以及稳定患者情绪;对缓解期患者主要在于增强其应对能力。对创伤后应激障碍患者的护理主要在疾病早期以保障患者安全、消除情绪障碍为主,后期则以帮助其建立有效应对机制为主。对适应障碍患者的护理主要在于帮助患者提高对应激的应对能力。

1) 脱离应激源。

2) 安全护理:防止自杀、自伤、暴力行为发生。

3) 生理护理:维持营养、水、电解质平衡;协助料理个人生活。

4) 改善睡眠。

5) 心理护理:①建立良好的护患关系;②给予支持性心理护理;③帮助患者纠正负性认知;④暴露疗法技术;⑤帮助患者学习应对技能。

6) 家庭干预。

7) 药物护理。

(5) 护理评价

1) 患者是否发生自杀、自伤、伤人行为。

2) 患者的生活自理能力是否提高,生理需要是否得到满足。

3) 患者睡眠型态是否得到改善或恢复正常。

4) 患者是否学会调整和控制情绪。

5) 患者的适应能力是否改善。

【重点与难点】

1. 重点

(1) 应激相关障碍的临床类型。

(2) 常见应激相关障碍的临床特点和护理要点。

2. 难点

(1) 应激相关障碍不同类型之间临床特点的区别。

(2) 应激相关障碍的护理要点。

测 试 题

一、单项选择题

1. 创伤后应激障碍的警觉性增高症状**不包括**(　　)

    A. 入睡困难　　　　　　　　　　　B. 易激惹

    C. 注意力集中困难　　　　　　　　D. 情感淡漠

    E. 过分担惊受怕

2. 某患者几个月前经历了一场重大车祸,经过治疗得以幸存。但在车祸后的几个月内,总是在睡梦时再度回到车祸时的场景并惊醒。这种症状是(　　)

    A. 易激惹　　　　　　　　　　　　B. 创伤性再体验症状

    C. 回避行为　　　　　　　　　　　D. 高警觉症状

    E. 情感淡漠

3. 应激相关障碍的临床类型**不包括**(　　)

    A. 急性应激障碍　　　　　　　　　　B. 延长哀伤障碍

    C. 创伤后应激障碍　　　　　　　　　D. 适应障碍

    E. 去抑制性社会参与障碍

4. 某高中生考上大学,第一次离开家到外地学习和生活,大一第一学期他始终感到不开心、内心痛苦,这种表现称之为(　　)

    A. 创伤后应激障碍　　　　　　　　　B. 应激反应

    C. 急性应激障碍　　　　　　　　　　D. 适应障碍

    E. 分离性障碍

5. 成人中最常见的适应障碍症状为(　　)

    A. 焦虑情绪　　　　　　　　　　　　B. 行为退缩

    C. 抑郁情绪　　　　　　　　　　　　D. 品行障碍

    E. 分离性障碍

二、多项选择题

1. 持续的回避表现包括(　　)

    A. 反复去想创伤性经历

    B. 避免参加能引起痛苦的活动

    C. 不愿与人交往

    D. 兴趣变狭窄

    E. 选择性遗忘

2. 复杂性创伤后应激障碍的人际关系障碍表现为(　　)

    A. 不能持久维持良好人际关系

    B. 难以建立亲密关系

    C. 认为自己一无是处、自暴自弃

    D. 情绪不稳定

    E. 经常出现冲动攻击和破坏性行为

3. 应激相关障碍的护理目标是帮助患者达到哪些目标(　　)

    A. 纠正负性认知

    B. 维持生理功能

    C. 学会应对技能

    D. 能够调整和控制情绪

    E. 未发生自杀且冲动伤人的行为

三、名词解释

1. 去抑制性社会参与障碍　　　　2. 适应障碍

四、简答题

1. 简述复杂性创伤后应激障碍与创伤后应激障碍的区别。

2. 延长哀伤障碍的临床特征是什么?

五、案例分析题

患者,女,31岁,务农,初中文化。半年前,患者5岁的女儿在地震中被掩埋在屋里而丧生。患者在屋外目睹女儿被倒塌房屋掩埋,当时就浑身发抖、嚎啕大哭。其亲属赶来时,患者已不认识亲人,只是哭喊"女儿别走""这是哪里"之类的话,且语言不连贯。直至医生给予镇静药后,才安静入睡。此后,患者表现较为安静,但常常流泪,自述忘不了女儿,夜晚常常梦到地震来临女儿被掩埋的场景,白天脑子里会突然出现女儿的面貌,有内疚、负罪感,反复说是因为自己当时没有在女儿身边保护女儿,才导致女儿被地震夺去生命,自述活着没有意思,要去追随女儿。平时非常回避地震场景,不愿路过房屋倒塌地,不敢走原来带女儿走过的路,不敢去原来带女儿玩过的公园。有时候会突然惊吓一下,面色苍白、出汗,说感觉脚下在晃,又要地震了。家里人反映其与地震前相比,变得不爱说话,不主动与人交流,整天沉默寡言,对未来的生活没有具体打算,有轻生的念头。食欲差,睡眠少,常有入睡困难和梦魇,大小便正常。日常生活能力下降,人际交往能力、职业劳动能力均下降。

问题:请根据护理程序制订该患者的具体护理方案。

参 考 答 案

一、单项选择题

1. D　　　2. B　　　3. A　　　4. D　　　5. C

二、多项选择题

1. BCDE　　　　2. ABC　　　　3. ABCDE

三、名词解释

1. 去抑制性社会参与障碍:是一种常起病于5岁前,与生命早期被忽视有关,其核心表现为超出了社会预期的、亲疏不分的社交行为异常。

2. 适应障碍:是指在明显生活改变或环境改变时所产生的短期、轻度的烦恼状态和情绪失调,常有一定的行为改变和生理障碍,但不出现精神病性症状。常见的生活环境改变有丧偶、离婚、失业、更换新工作、移居国外、离退休、经济危机等。

四、简答题

1. 复杂性创伤后应激障碍与创伤后应激障碍的区别在于:

(1) 复杂性创伤后应激障碍所遭遇的创伤性事件为难以或不可能逃脱的长时间或重复性事件(如长时间家庭暴力、反复性侵害或身体虐待等),而创伤后应激障碍遭遇的创伤性事件多为一过性事件复杂性创伤后应激障碍。

(2) 复杂性创伤后应激障碍除了创伤后应激障碍的核心症状外,还存在严重的人际关系障碍、负性的自我认知和情绪调节障碍。

2. 延长哀伤障碍的临床特征是以丧亲事件为中心,表现为持续性的、极度的痛苦体验。患者对逝者过度追忆,不愿接受逝者已逝的现状;对与逝者相关的事物过度敏感,有意识地避免与已逝者相关的事物;难以进行正常的生活,不愿接受生活中新的角色,觉得生活无意义;情感麻木,难与他人建立亲密关系。这些症状往往超过半年。患者的社会功能受到显著影响,生活质量严重受损,甚至有自杀风险。

五、案例分析题

1. 护理评估

(1) 生理功能:患者食欲差,睡眠少,常有入睡困难和梦魇,大小便正常。

(2) 心理精神:患者情绪低落,淡漠、抑郁,有轻生的念头。对未来的生活没有具体打算。

(3) 社会功能:患者日常生活能力下降,人际交往能力、职业劳动能力有不同程度的受损。

2. 护理诊断

有自杀、自伤的危险　　与失去女儿的精神应激引起的焦虑、抑郁情绪有关。

个人应对无效　　与失去女儿、个人应对机制不良、支持系统不足有关。

情绪调控受损　　与长期面对应激事件、反复出现闯入症状导致的焦虑、抑郁、紧张有关。

3. 护理措施

(1) 脱离应激源:帮助患者安排生活和力所能及的工作,使患者尽快消除精神因素或脱离引起精神创伤的环境。同时提供安静、宽敞、安全的环境,减少各种不良环境因素对患者的刺激和干扰。

(2) 安全护理:评估患者自杀、自伤的危险度;密切观察患者的各种表现,注意有无自杀、自伤的征兆;提供安全、舒适的环境,杜绝不安全因素;对自杀观念,加强沟通,掌握其病情,争取动摇和取消患者的自杀意念。

(3) 生理护理:维持营养均衡;改善睡眠;协助料理个人生活。

(4) 心理护理:建立良好的护患关系;给予支持性心理护理;帮助患者纠正负性认知;帮助患者学习应对技能。

(杨芳宇)

NURSING 第十一章

强迫及相关障碍患者的护理

实 践 指 导

【实践目的】

1. 掌握　强迫症的概念、临床表现及治疗原则；强迫症患者的护理。
2. 熟悉　强迫症的病因及发病机制；躯体变形障碍的临床表现及治疗。
3. 了解　强迫症患者门诊诊治流程；强迫症患者住院期间护理常规。

【实践地点】

精神病专科医院、综合医院精神科或心理科病房。

【实践内容】

1. 精神科病房的设置特点或者强迫症专科门诊诊室设置特点。
2. 门诊就诊的强迫症患者的主要临床表现及病因机制。
3. 强迫症患者的护理要点。
4. 强迫症患者门诊诊治流程。
5. 强迫症患者住院期间护理常规。

【实践用物】

1. 会议室/访谈室　供学生与患者进行访谈，老师进行示教等。
2. 病历资料　供学生查阅患者的基本资料、相关治疗、检查及记录。
3. 标准化评估量表　供学生与患者访谈时进行症状评估。
4. 精神科病房内的环境设施　符合精神科安全管理要求，让学生能参与到患者护理等环节。

【实践方法】

1. 集中示教　参观精神科病房或门诊。
2. 分组观摩　学生分为 6~8 人一组，观摩带教老师如何与患者交谈，确定患者具有哪些典型症状，如何根据症状制订护理程序。

3. 分组实践 带教老师选取 1~2 个典型病例,让学生分组与患者进行沟通,了解患者具有哪些症状,自己制订护理程序。

4. 总结与指导 学生分组总结分析病例的典型症状、相关疾病之间的鉴别。带教老师总结病例的临床症状、诊断要点、护理要点等。

5. 布置家庭作业 学生根据自己的实践经历及老师的指导,按照护理程序,以实践的案例为蓝本,写一份详细的实践报告。

学 习 指 导

【知识点导图】

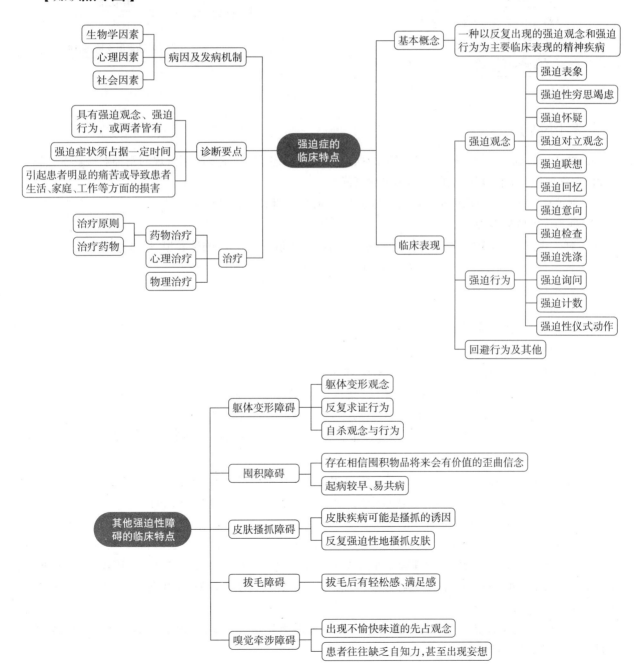

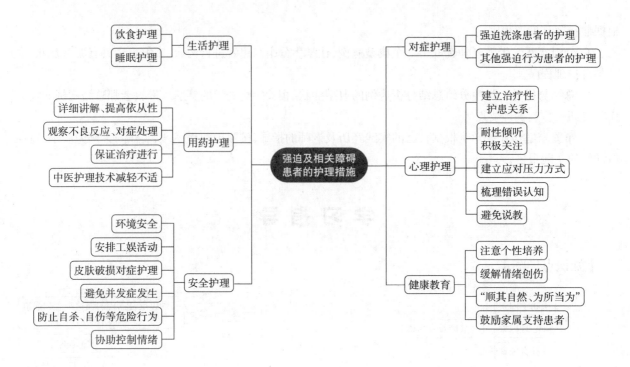

【学习小结】

1. 强迫症的概念　是一种以反复出现的强迫观念和强迫行为为主要临床表现的精神疾病。多数患者自知没有必要但又无法摆脱，为此感到焦虑和痛苦。

2. 强迫症的病因及发病机制　包括生物学因素、心理因素和社会因素。

3. 强迫症的临床表现

（1）强迫观念：强迫表象、强迫性穷思竭虑、强迫怀疑、强迫对立观念、强迫联想、强迫回忆、强迫意向。

（2）强迫行为：强迫检查、强迫洗涤、强迫询问、强迫计数、强迫性仪式动作。

（3）回避行为。

（4）其他。

4. 强迫症的诊断标准

（1）具有强迫观念、强迫行为，或两者皆有。

（2）强迫症状须占据一定时间（如每天出现 1h 或以上）。

（3）引起患者明显的痛苦或导致患者生活、家庭、工作等方面的损害。

5. 强迫症的治疗方法　药物治疗和心理治疗均是强迫症的有效治疗方法。

6. 躯体变形障碍　躯体变形观念、反复求证行为、自杀观念与行为是特征性临床表现。治疗通常比较困难，预后较差。

7. 其他强迫相关障碍的临床特点　其他强迫相关障碍包括囤积障碍、拔毛障碍、皮肤搔抓障碍、嗅觉牵涉障碍。其共性是都存在强迫观念，并伴有相关强迫行为，与其他精神障碍存在共病。

8. 护理程序在强迫症患者护理中的应用

（1）护理评估：护理评估对判断强迫症患者发病原因、临床特征、严重程度及预后转归具有重要意义，为下一步制订治疗方案及提供相应护理措施提供依据。①生理方面：生命体征、一般状态、躯体状况、健康史；②心理功能方面：病前的人格特质、应对方式、思维及认知情况、情感和行为；③社会方面；④强迫及相关症状的评估。

（2）常见护理诊断/问题：①生理方面问题，如睡眠型态紊乱等；②心理方面问题，如焦虑等；③社会方面问题，如社会交往障碍等。

(3) 护理目标:包括短期目标和长期目标。短期目标主要是患者强迫症状缓解、手部皮肤损伤愈合、睡眠改善等。长期目标是患者能够接受尚存的强迫症状,并可以带着症状去生活,社会功能正常。

(4) 护理措施:包括生活护理、安全护理、用药护理、对症护理、心理护理和健康教育。患者的强迫症状及焦虑情绪会引起睡眠障碍及食欲降低,所以患者住院期间需重视生活护理。安全护理中,对伴有严重焦虑、抑郁的强迫症患者,应密切观察其情绪变化,注意是否存在自杀先兆。用药护理中,观察用药过程中患者是否出现不良反应,及时给予对症处理,并保证用药依从性。对症护理包括强迫洗涤患者的护理、其他强迫行为患者的护理。心理护理的重点是梳理错误认知,教会患者应对压力方法。健康教育的重点是教会患者缓解痛苦情绪的方法,鼓励患者"带着症状去生活",正确面对疾病。

(5) 护理评价:根据护理目标进行短期和长期评价,主要包括患者的心理、行为及社会功能的改变等方面。

【重点与难点】

1. 重点
(1) 强迫症及相关障碍患者的护理程序。
(2) 根据患者不同症状提供个性化的护理诊断。
(3) 强迫症患者的安全护理、强迫洗涤及其他强迫行为的护理。
2. 难点
(1) 强迫症各种临床表现的识别。
(2) 强迫观念与强迫行为各种临床表现的区分。

测 试 题

一、单项选择题

1. 强迫症患者看见或听到"热闹"二字时,马上想起"安静"二字;看见或听到"安全"二字时,便想到"危险"二字,此症状称为（   ）
    A. 强迫性穷思竭虑   B. 牵连观念   C. 强迫意向
    D. 强迫对立观念   E. 强迫联想

2. 关于强迫症治疗的描述,说法**错误**的是（   ）
    A. 药物治疗是强迫症最主要的治疗方法之一
    B. 强迫症最主要的治疗是改良电抽搐治疗
    C. 目前选择性 5-羟色胺再摄取抑制剂是强迫症的一线治疗药物
    D. 药物治疗原则为全病程治疗
    E. 支持性心理治疗、行为治疗及认知行为治疗,均可用于治疗强迫症

3. 强迫症的临床表现**不包括**（   ）
    A. 强迫观念   B. 强迫意向
    C. 强迫行为   D. 有意识的自我强迫和反强迫
    E. 病前分离转换障碍

4. **不属于**强迫症的发病因素的是（   ）
    A. 生物学因素   B. 强迫性人格   C. 亚健康状态
    D. 幼年精神创伤   E. 青少年学业压力过大

5. 强迫症急性期治疗一般建议治疗（   ）
    A. 2~3 周   B. 4~5 周   C. 5~6 周   D. 8~10 周   E. 10~12 周

6. 强迫症的核心症状是（　　　）

    A. 强迫洗涤　　　　　　　　　B. 强迫检查　　　　　　　　　C. 强迫观念

    D. 强迫怀疑　　　　　　　　　E. 强迫行为

7. "太阳为什么从东方升起呢？""鼻子为什么长在嘴上面而不是嘴下面呢？"是强迫症的症状，这属于（　　　）

    A. 强迫思维　　　　　　　　　B. 强迫穷思竭虑　　　　　　　C. 强迫怀疑

    D. 强迫联想　　　　　　　　　E. 强迫意向

8. 关于强迫洗涤的护理措施，说法**不正确**的是（　　　）

    A. 密切观察患者每日洗手的频次、持续时间，反复洗涤时患者的精神状态及有无其他伴随症状等

    B. 每日对患者洗涤处皮肤进行评估，有无破损、发白、角质层软化的现象，及时掌握其损伤及好转情况，做好记录，按时交接班

    C. 指导患者使用刺激性较小的清洁用品，保证水温适宜，将皮肤损害降至最低

    D. 患者入院后立即将其双手约束直至病情好转，避免患者洗涤

    E. 每次洗手后及时协助患者涂护手霜或药膏，临睡前也需涂抹护手霜或药膏，加强对皮肤的保护

二、多项选择题

1. 属于强迫性人格表现的是（　　　）

    A. 做事要求完美无缺　　　　　　　　　　　B. 遇事总是反复思考

    C. 生活细节力求程序化及仪式化　　　　　D. 作出的决定唯恐有错，有强烈的不安全感

    E. 办事粗枝大叶、不拘小节

2. 强迫检查的临床表现有（　　　）

    A. 反复检查门窗、煤气是否关好　　　　　B. 反复检查各种电器电源插销是否拔掉

    C. 反复检查钱物是否藏好　　　　　　　　D. 反复检查已完成的工作

    E. 反复洗涤餐具

3. 与强迫症发病有关的因素包括（　　　）

    A. 遗传　　　　　　　　　　　B. 强迫性人格特质　　　　　　C. 亲人丧失

    D. 人际关系紧张　　　　　　　E. 童年创伤

4. 强迫症的基本症状是（　　　）

    A. 强迫洗涤　　　B. 强迫检查　　　C. 强迫观念　　　D. 强迫怀疑　　　E. 强迫行为

5. 关于强迫症的护理措施，说法**不正确**的是（　　　）

    A. 睡前饮用咖啡抑制强迫行为

    B. 严重强迫洗涤患者已出现手部皮肤破损可用无菌纱布包扎

    C. 让拔毛障碍患者反复拔除同一部位毛发，避免多处受损

    D. 应用冥想、正念减压，应对强迫症状带来的焦虑

    E. 鼓励患者"带着症状去生活"

三、名词解释

1. 强迫症　　　　　　　　2. 自我强迫　　　　　　　　3. 强迫观念

4. 强迫行为　　　　　　　5. 强迫洗涤

四、简答题

1. 简述强迫怀疑与强迫检查的区别。

2. 躯体变形障碍的临床特征有哪些？

3. 强迫症状的评估应从哪些方面进行？

4. 如何对强迫洗涤患者进行护理？

5. 强迫行为的护理措施有哪些？

五、案例分析题

患者,女,42岁,医生,离婚3年。患者于5年前出现吃饭时反复换碗、换筷子,觉得有细菌;反复思考吃的东西有没有被苍蝇污染、有没有混入"老鼠药",为避免此情况出现,每天仅吃极少的食物。其后,又出现在家时反复检查水龙头关没关好、煤气阀门关没关好;外出坐车总觉得会发生车祸;在公共场所不能接触任何物品,担心染上细菌,须反复确认安全距离,反复清洗,自己特别紧张、痛苦。后来基本不敢出门,不去上班。自己知道此类想法或行为没有必要,但就是控制不住,非常痛苦。

一般状况:意识清晰,精神差,面色萎黄,体形正常,生命体征平稳,进食少,睡眠欠佳,二便通畅。既往身体健康。

实验室检查及物理检查:未见明显异常。

请回答:

1. 该患者最可能的诊断是什么?

2. 该患者出现的强迫症状有哪些?

3. 如何为该患者进行护理?

参 考 答 案

一、单项选择题

1. D　　2. B　　3. E　　4. C　　5. E　　6. C　　7. B　　8. D

二、多项选择题

1. ABCD　　　　2. ABCD　　　　3. ABCDE　　　　4. CE　　　　5. AC

三、名词解释

1. 强迫症:是一种以反复出现的强迫观念和强迫行为为主要临床表现的精神疾病。

2. 自我强迫:是一种意识现象,指当一个人感到他的某种观念意图或行为既来源于自我,同时又感到不能进行有意识的控制,反复出现,无法摆脱主观意识而受其强迫。

3. 强迫观念:是指反复闯入患者意识的观念,明知没有必要,但无法摆脱,因而苦恼和焦虑。

4. 强迫行为:是患者通过反复的行为或动作,以阻止或降低强迫观念所致焦虑和痛苦的一种行为或仪式化动作,常继发于强迫观念。

5. 强迫洗涤:是强迫行为,指为消除对受到脏污、毒物或细菌污染的担心,表现为反复洗手、洗澡、洗衣物及餐具等。

四、简答题

1. (1)强迫怀疑与强迫检查都是强迫症的症状。

(2)强迫怀疑属于强迫观念,强迫检查属于强迫行为。

(3)强迫怀疑仅仅是患者的强迫观念,为了缓解强迫观念而采取的行为就是强迫检查。

2. 躯体变形观念、反复求证行为、自杀观念与行为。

3. (1)评估患者存在哪些强迫观念及强迫行为,具体内容及行为表现出现的频次、是否存在诱因等。

(2)患者摆脱强迫的努力程度以及最终的效果、对日常生活造成的影响。

4. (1)密切观察患者每日洗手、洗衣物、洗澡的频率、次数、持续时间,反复洗涤时患者的精神状态以及有无其他伴随症状等。

(2)每日对患者洗涤处皮肤的情况进行评估,做好记录,按时交接班。

(3)指导患者使用刺激性较小的清洁用品,将皮肤损害降至最低。

(4)每次洗手后及临睡前协助患者涂护手霜或药膏。

(5)合理安排饮食,保证营养摄入,增加局部皮肤抵抗力。

（6）实施限制行动等保护措施。

（7）适当安排文娱活动，分散患者注意力，减少强迫洗涤频次。

5.（1）观察患者强迫行为的内容、方式、频次、伴随症状及发生强迫行为时的情绪状态；观察强迫行为对生活的影响程度及患者用药反应。

（2）向患者讲解疾病的治疗方案、行为矫正的目的与意义。

（3）对于存在过度强迫行为的患者，与其达成矫正计划，鼓励并督促患者逐步实施，及时肯定患者的积极改变。

（4）鼓励患者参加工疗、娱疗和康复活动，培养生活中的爱好，建立新的兴奋点以弱化强迫行为。

（5）告知患者接受与强迫行为共存的情况，带着症状去面对日常生活。

（6）指导患者冥想、正念减压等身心调节的方法。

五、案例分析题

1. 强迫症。

2.（1）强迫观念："外出坐车总觉得会出现车祸"为强迫表象。

（2）强迫行为："反复检查水龙头关没关好、煤气阀门关没关好"为强迫检查；"在公共场所不能接触任何物品，担心染上细菌，须反复确认安全距离，反复清洗"为强迫检查、强迫洗涤。

3. 护理措施

（1）饮食护理：为患者提供易消化、营养丰富的食物，满足患者个性化进餐需求。

（2）睡眠护理：观察患者睡眠型态，与患者共同分析强迫症状对睡眠造成的影响；给予患者睡眠卫生知识宣教；采用中医护理技术改善睡眠。

（3）用药护理：用药前加强健康教育，密切观察有无不良反应。

（4）强迫洗涤的护理：密切观察、详细评估、使用刺激性较小的清洁用品，保证水温适宜，将皮肤损害降至最低。

（5）心理护理：积极关注，表达同理心，允许患者发泄不良情绪，与患者分析既往应对压力事件方式，协助患者建立良好的应对方式，适当给予患者肯定。

（杨　月）

NURSING

第十二章

心理因素相关生理障碍患者的护理

实 践 指 导

【实践目的】

1. 掌握 运用护理程序,对进食障碍和睡眠-觉醒障碍患者实施相应的护理。
2. 熟悉 进食障碍和睡眠-觉醒障碍常见类型的临床表现。
3. 了解 了解心理因素相关生理障碍的病因。

【实践地点】

精神病专科医院、综合医院精神科或心理科病房。

【实践内容】

1. 观察并分析常见进食障碍的临床表现和护理要点。
2. 观察并分析睡眠-觉醒障碍患者的临床表现和护理要点。

【实践用物】

1. 会议室/访谈室 供学生与患者进行访谈,老师进行示教等。
2. 病历资料 供学生查阅患者的基本资料、相关治疗、检查及记录。
3. 标准化评估量表 供学生与患者访谈时进行症状评估。
4. 精神科病房内的环境设施 符合精神科安全管理要求,让学生能参与到进餐、重点患者护理等环节。

【实践方法】

1. 集中示教 将学生分为 8~12 人一组,根据理论课的学习与老师的指导,分组讨论实习的重点与难点,明确实习目的,制订实习目标。

2. 分组观摩 带教老师准备 2~3 个典型病例,逐一向学生介绍分析病例的典型症状。

3. 分组实践 学生分组现场查看患者,对照疾病症状访谈患者后进行讨论。学生分组总结分析病例的典型症状、相关疾病的鉴别。

4. 总结与指导 带教老师总结病例临床症状之间的关系与相互影响、进食障碍和睡眠-觉醒障碍的诊断要点及护理要点等。

5. 布置家庭作业 学生根据自己的实践经历及老师的指导,根据护理程序,以访谈案例为蓝本,写一份详细的实践报告。

学 习 指 导

【知识点导图】

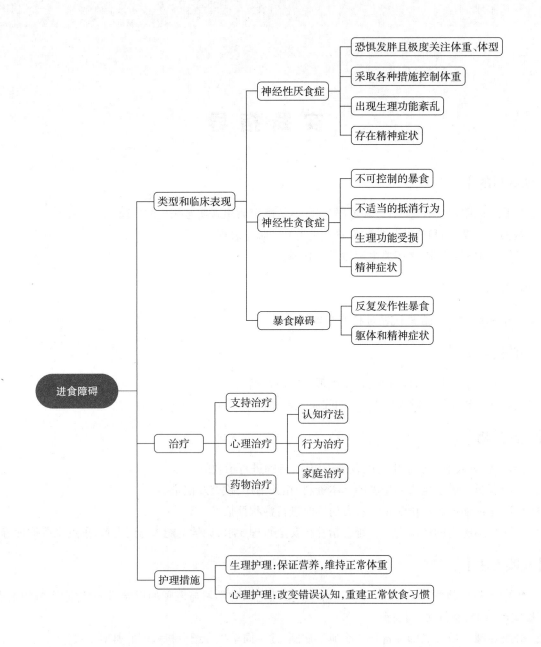

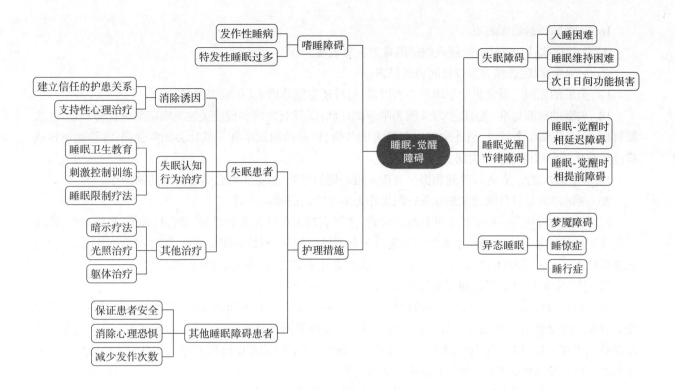

【学习小结】

1. 心理因素相关生理障碍是一组与心理社会因素有关的,以进食、睡眠及性行为异常为主的精神障碍。

2. 进食障碍是指以异常的进食行为,对食物、体重和体型的过度关注为主要临床特征的一组综合征,主要包括神经性厌食症、神经性贪食症和暴食障碍。

3. 进食障碍的病因及发病机制可能与生物学因素、个性特征、社会文化因素和家庭因素有关。

4. 神经性厌食症是以患者有意节制饮食,致使体重明显低于正常标准为特征的一种进食障碍。

5. 神经性厌食症的临床表现　①恐惧发胖且极度关注体重、体型;②采取各种措施控制体重;③出现生理功能紊乱;④存在精神症状。

6. 神经性贪食症是指反复发作的不可抗拒的摄食欲望和难以控制的多食或暴食行为,继而因惧怕发胖而采取不适当的抵消行为以防止增重的一种进食障碍。

7. 神经性贪食症的临床表现　①不可控制的暴食;②不适当的抵消行为;③生理功能受损;④精神障碍。

8. 暴食障碍是一种以反复发作性暴食行为为特征的进食障碍。

9. 暴食障碍的临床表现　①反复发作性暴食;②躯体和精神症状。

10. 病程及预后　神经性厌食症的病程和预后变化较大。研究发现,15% 的神经性厌食症患者转为神经性贪食,10% 的神经性厌食症或 10% 的神经性贪食症患者仍符合对应的诊断标准。40% 左右的神经性厌食症患者可能达到临床治愈。

11. 进食障碍的治疗　以综合治疗为主,包括支持治疗、心理治疗和药物治疗。

12. 进食障碍患者的护理措施　①生理护理:保证营养,维持正常体重;②心理护理:改变错误认知,重建正常饮食习惯;根据抑郁、自杀风险以及药物滥用的情况进行相应的心理护理,对患者家庭进行宣教。

13. 常见睡眠-觉醒障碍包括失眠障碍、嗜睡障碍、睡眠觉醒节律障碍和异态睡眠。

14. 睡眠障碍的常见影响因素包括生理、心理、社会、环境等多种因素。

15. 失眠障碍是以频繁而持续的入睡困难或睡眠维持困难并导致睡眠满意度不足为特征的睡眠障碍,也是最常见的睡眠障碍。

16. 失眠障碍的临床表现

(1) 失眠症状:以入睡困难、睡眠维持困难为主要表现。

(2) 觉醒期症状:表现为次日日间功能损害。

17. 失眠的原因　最常见的原因为心理因素,另外还有躯体因素、环境因素等。

18. 失眠的诊断标准　①几乎以失眠为唯一的症状;②具有失眠和极度关注失眠结果的优势观念;③失眠每周 3 次,持续 1 个月以上;④失眠引起显著的苦恼、精神活动效率低下或社会功能受损;⑤排除躯体疾病或精神症状导致的继发性失眠。

19. 失眠的治疗　首先应针对病因。一般采用心理治疗为主,适当配合镇静催眠药物治疗。

20. 嗜睡障碍是以日间过度思睡及睡眠发作为主要特征的睡眠障碍。

21. 发作性睡病是一种原因不明的睡眠障碍,主要表现为难以控制的思睡、发作性猝倒、睡眠瘫痪、入睡幻觉及夜间睡眠紊乱。本病最基本的症状是白天有不可抗拒的、短暂的睡眠发作,发作时常在 1~2min 内进入睡眠状态,时间一般持续数分钟至十余分钟。大多数患者常伴有一种或几种附加症状。

22. 特发性睡眠过多以日间过度思睡但不伴猝倒为基本特征。

23. ICD-10 中非器质性嗜睡障碍的诊断要点　①白天睡眠过多或睡眠发作,无法以睡眠时间不足来解释;和/或清醒时达到完全觉醒状态的过渡时间延长。②睡眠紊乱几乎每天发生,且超过 1 个月。③无发作性睡病的附加症状(如猝倒、睡眠瘫痪、入睡前幻觉、醒前幻觉等)或睡眠呼吸暂停。④日间嗜睡症状不是由于药物、酒精、躯体疾病所致,也不是精神障碍的一部分。

24. 发作性睡病尚无特效疗法;特发性睡眠过多的治疗主要是对症治疗。

25. 睡眠觉醒节律障碍是指由于内源性睡眠时钟的结构或功能调节紊乱,或与外部环境如光照明暗时相不一致,或与个体所需求的学习、工作及社会活动时间不匹配而引起的睡眠-觉醒紊乱。

26. 异态睡眠是指在睡眠过程或觉醒过程中发生的非自主性躯体行为或体验,包括神经系统、运动系统和认知过程等的异常。可表现为梦魇障碍、睡惊症、睡行症,其中以梦魇障碍的发生率最高。

27. 梦魇障碍是指在快速眼动睡眠期间反复为噩梦所惊醒,梦境内容通常涉及对生存、安全的恐怖事件。显著特征是患者醒后对梦境中的恐怖内容能清晰回忆。

28. 睡惊症是指在夜间睡眠后较短时间内出现的极度恐惧和惊恐发作,伴有强烈的言语,运动形式和自主神经系统的高度兴奋状态。

29. 睡行症又称梦游症,起始于睡眠的前 1/3 阶段,主要表现为患者在睡眠中突然起身下床徘徊数分钟至半小时,一般历时数分钟,少数持续 0.5~1h,继而自行上床或随地躺下入睡,次日醒后对所有经过不能回忆。

30. 异态睡眠的治疗包括减少发作次数和防止发作时意外事故的发生两个方面。消除或减轻发病的诱发因素如减少心理压力,养成良好的睡眠习惯,以及使用某些药物如苯二氮䓬类、中枢兴奋剂等对减少异态睡眠的发作有一定疗效。

31. 失眠障碍患者的护理措施　①消除诱因;②失眠认知行为治疗,包含睡眠卫生宣教、刺激控制训练、睡眠限制疗法;③根据患者失眠的情况,可适当选用暗示疗法、光照治疗、身心干预(气功、瑜伽、太极拳等)、操作及躯体治疗(按摩、针灸、穴位按压、反射疗法)等。

【重点与难点】

1. 重点

(1) 进食障碍、神经性厌食症、神经性贪食症、失眠障碍的定义。

(2) 进食障碍和睡眠-觉醒障碍常见类型的临床表现。

2. 难点　进食障碍和睡眠-觉醒障碍的护理措施。

测 试 题

一、单项选择题

1. 关于进食障碍患者的护理,说法**错误**的是(   )
    A. 监测患者饮食摄入量
    B. 向患者讲解低体重的危害
    C. 神经性厌食症患者恢复过程以每周体重增加 1~2kg 为宜
    D. 就餐速度不宜过快或过慢
    E. 进食时和进食后需严密观察患者

2. 关于睡眠障碍患者的护理,说法**错误**的是(   )
    A. 了解患者深层次的心理问题,消除失眠的诱因
    B. 睡行症患者护理中主要侧重于保证患者症状发作时的安全
    C. 睡行症患者症状发作时,应该唤醒并安慰患者
    D. 指导患者按医嘱服用药物
    E. 运用行为治疗,重建患者规律、有质量的睡眠模式

3. 神经性厌食症的核心症状是(   )
    A. 想方设法控制体重
    B. 病态恐惧肥胖,极度关注体重、体型
    C. 秘密清除行为
    D. 严重消瘦
    E. 情绪不稳定

4. 失眠障碍患者最常见的症状是(   )
    A. 入睡困难   B. 睡眠浅
    C. 睡后易惊醒   D. 多梦、早醒
    E. 睡眠感缺失

5. 关于神经性贪食症的描述,说法**错误**的是(   )
    A. 发病主要见于青少年女性
    B. 发病与青春期适应不良、心理应对能力较差有关
    C. 与神经性厌食症交替出现罕见
    D. 患者的暴食行为一般是偷偷进行的
    E. 患者常伴有明显情绪波动,易激惹、易怒

6. 关于梦魇障碍的描述,说法正确的是(   )
    A. 成人发病比儿童多见
    B. 梦魇的发生与睡眠姿势无关
    C. 梦魇通常在睡眠的早期发生
    D. 突然停止镇静药物可诱发梦魇
    E. 对于偶尔出现的梦魇要及时进行干预

7. 关于神经性厌食症的描述,说法正确的是(   )
    A. 多数患者存在体象障碍,即使十分消瘦仍认为自己胖
    B. 神经性厌食症患者因食欲减退而不愿进食
    C. 神经性厌食症患者多知道自己体重过低、进食过少是病态,常主动就医

D. 神经性厌食症患者多同时并发抑郁症

E. 神经性厌食症患者病前多存在程度不等的内分泌与代谢障碍

8. 某患者表现出有意过分地限制饮食,有时出现发作性暴食,暴食后自行诱发呕吐,体重明显减轻,伴情绪焦虑、忧郁,该患者最可能的诊断为(　　　)

A. 神经性厌食症

B. 神经性厌食症合并神经性贪食症

C. 抑郁症

D. 神经性贪食症

E. 神经性呕吐

9. 关于失眠障碍诊断标准的描述,说法正确的是(　　　)

A. 每周失眠 2 次,持续 1 个月以上

B. 每周失眠 3 次,持续 1 个月以上

C. 每周失眠 3 次,持续 2 个月以上

D. 每周失眠 2 次,持续 2 个月以上

E. 每周失眠 3 次,持续 3 个月以上

10. 关于失眠障碍患者刺激控制训练的描述,说法**错误**的是(　　　)

A. 将卧室/床当作睡眠的专用场所

B. 晚上有睡意或到了规定的睡眠时间时,才上床睡觉

C. 如果卧床后约 20min 仍无法入睡,应立刻起床离开卧室,直到睡意袭来再回到床上

D. 白天可以睡觉

E. 无论前一晚睡眠质量如何,第二天早晨都必须按时起床

11. 关于睡惊症的描述,说法**错误**的是(　　　)

A. 通常发生于睡眠的前 2/3 阶段

B. 本病多发于儿童,以 5~7 岁为最多

C. 一般发作持续 1~10min

D. 发作后能够清楚地回忆发作时的体验

E. 发热、过度疲劳或睡眠不足会增加该病的发作频次

12. 进食障碍患者的个性特征多为(　　　)

A. 敏感、多疑,自尊心过强

B. 暗示性强

C. 爱表现自己,行为夸张、做作,渴望被别人注意

D. 拘谨、刻板,带有强迫的特点及完美主义倾向

E. 极端自私与自我中心,冷酷无情

二、多项选择题

1. 神经性厌食症的治疗措施包括(　　　)

A. 营养治疗

B. 躯体治疗

C. 餐前使用胰岛素促进食欲

D. 药物治疗

E. 认知治疗

2. 关于神经性贪食症临床表现的描述,说法正确的是(　　　)

A. 暴食发作多在不愉快的心情下发生

B. 患者的情绪症状没有神经性厌食症患者突出,自伤、自杀行为的发生率也低于神经性厌食症患者

C. 多数患者发作间期食欲正常

D. 患者常采取多种手段,如自我诱吐、导泻、服用减肥药等以避免体重增加

E. 患者通常体重过重

3. 关于非器质性嗜睡障碍的描述,说法正确的是(　　　)

A. 有时有睡眠发作,但频率不高,患者能有意识地阻止其发生

B. 患者无夜间睡眠时间的减少

C. 日间嗜睡症状不是由药物、酒精或躯体疾病所致

D. 因睡眠不足而出现的睡眠过多称为嗜睡障碍

E. 缺乏发作性睡病的附加症状

4. 关于睡行症的描述,说法正确的是(　　　)

A. 通常发生于入睡后 2~3h 内

B. 每次发作历时数分钟到半小时

C. 事后对发作过程常能回忆

D. 患者发作时呈朦胧状态或中度混浊状态,表现出低水平的注意力、反应性及运动技能,可在室内走动,做一些较复杂的动作

E. 发现患者睡醒时,需立即将其唤醒

三、名词解释

1. 失眠障碍　　　　　2. 心理因素相关生理障碍　　　3. 神经性厌食症

四、简答题

1. 什么是进食障碍,其常见临床类型有哪些?

2. 如何护理进食障碍患者?

3. 如何护理失眠障碍患者?

五、案例分析题

患者,女,16 岁,高中生。半年前患者因身形偏胖被同学笑话,开始减肥。经过 5 个月的节食,患者体重明显减轻,由原来的 60kg 减为 45kg,但患者仍认为自己胖,继续控制饮食。1 个月前患者体重降至 35kg,并出现闭经,身体十分衰弱;在家每天只吃几口青菜,即使饿得头晕眼花,也强忍着不吃一点零食。有时实在抵挡不住了,吃完饭就使劲用手抠自己的喉咙,把吃的食物呕吐出来。今日被家人抬送入院求治。既往体健,无家族史。

体格检查:体温 39.5℃,脉搏 116 次/min,呼吸 26 次/min,血压 95/60mmHg。消瘦,营养差,呈恶病质。双肺呼吸音粗,背部有少许湿啰音。心律齐,未闻及杂音。神经系统检查未见异常。神清,检查不合作,问话不答。情感显著淡漠,主动意志减退。

实验室检查:WBC 8.4×10^9/L,RBC 4.5×10^{12}/L,Hb 85g/L,BPC 10×10^9/L。

请回答:

1. 该患者可能的疾病诊断是什么?

2. 该患者主要的护理问题是什么?

3. 入院后应如何护理该患者?

参考答案

一、单项选择题

1. C   2. C   3. B   4. A   5. C   6. D   7. A   8. A   9. B   10. D

11. D   12. D

二、多项选择题

1. ABDE   2. ACD   3. BCE   4. ABD

三、名词解释

1. 失眠障碍:是以频繁而持续的入睡困难或睡眠维持困难并导致睡眠满意度不足为特征的睡眠障碍。

2. 心理因素相关生理障碍:是一组与心理社会因素有关的,以进食、睡眠及性行为异常为主的精神障碍。

3. 神经性厌食症:是以患者有意节制饮食,致使体重明显低于正常标准为特征的一种进食障碍。

四、简答题

1. 进食障碍是指以异常的进食行为,对食物、体重和体型的过度关注为主要临床特征的一组综合征。其临床类型主要包括神经性厌食症、神经性贪食症和暴食障碍。

2. (1) 对由于进食障碍导致营养不良、电解质紊乱的患者,首要的护理措施是保证患者的入量,维持水、电解质平衡;同时要注意观察生命体征的变化,做好基础护理,必要时给予鼻饲营养或静脉营养,保证机体代谢的需要。

(2) 了解疾病的起因、程度和表现形式,制订宣教计划,向患者宣教生理卫生知识和营养相关知识,鼓励其树立战胜疾病的信心,积极配合治疗。

(3) 对神经性厌食症患者,提供安静、舒适的进食环境,可采用劝解和诱导进食的方法,鼓励患者自行选择食物种类,或提供适合患者口味的饮食,保证患者在每周进食的基础上增加热量和营养物质的摄入,每日热量摄入在 1 400~1 500kcal,分 5~6 餐完成(3 次正餐,2~3 次加餐)。

(4) 对神经性贪食症患者,在符合患者以往饮食习惯的前提下,逐步限制高脂、高糖食物的摄入和减少进食量,鼓励其参加各种感兴趣的活动,转移对食物的强烈欲望。

(5) 与患者建立相互信任的关系,关心患者,避免对患者的不良刺激,以免加重病情。

3. (1) 建立相互信任的护患关系,加强护患间的理解和沟通,了解患者深层次的心理问题。

(2) 通过各种心理护理措施,特别是运用失眠认知行为治疗知识及技巧,帮助患者认识失眠,纠正不良睡眠习惯,消除恐惧、焦虑等情绪,重建规律、有质量的睡眠模式。

(3) 安排规律的生活,建立良好的睡眠习惯,白天督促患者起床活动,午睡不超过半小时,下午 1:30 前完成午睡。睡前避免过度兴奋。

(4) 消除环境上的不良刺激。注意保持床铺温暖、舒适,室内温度适宜,空气流通。夜间患者入睡后,尽量避免执行治疗措施,必要时待患者醒后执行。夜间执行操作时动作要轻,说话声要低。卧室光线要暗,避免强光刺激患者的眼睛。

(5) 按医嘱给予适当的镇静催眠药物。必要时,可按医嘱给予其他药物做暗示治疗,消除患者对失眠的焦虑情绪。

五、案例分析题

1. 神经性厌食症。

2. 营养失调:低于机体需要量   与拒绝进食、自我诱吐有关。

有体液不足的危险   与自我诱吐、合并躯体感染有关。

无效性否认   与自我发展延迟、害怕丧失对生活的控制感有关。

体象紊乱   与对自身体象不满有关。

3. (1)评估患者的生命体征,水、电解质平衡,身高体重和营养情况,以及患者对限制自己体重所采取的措施。评估患者达到标准体重和正常营养状态所需的热量。

(2)与营养师和患者一起制订体重增长计划。

(3)向患者讲解体重降低的危害,并解释治疗目的,取得患者的配合。

(4)提供安静、舒适的进食环境,指导患者选择食物种类,对患者进食时长加以限制,陪伴患者进餐至餐后至少1h。

(5)如果患者严重缺乏营养又拒绝进食,可在劝其进餐的基础上辅以鼻饲或胃肠外营养。

(6)限制患者餐后的异常行为,如自我诱吐。

(7)患者体重增加时,给予一定特权作为奖励。

(8)每日定时使用固定体重计测量患者体重,密切观察和记录患者的生命体征。如有异常,及时向主管医生汇报。

(张曙映)

NURSING

第十三章

神经发育障碍患者的护理

实 践 指 导

【实践目的】

1. 掌握 运用护理程序为神经发育障碍患者实施护理。
2. 熟悉 神经发育障碍的临床表现。
3. 了解 神经发育障碍的治疗原则和预后。

【实践地点】

精神病专科医院、综合医院精神科或心理科病房。

【实践内容】

1. 智力发育障碍的典型症状及护理要点。
2. 孤独症谱系障碍的典型症状及护理要点。
3. 注意缺陷多动障碍的典型症状及护理要点。
4. 抽动障碍的典型症状及护理要点。

【实践用物】

1. 会议室/访谈室 供学生与患者进行访谈,老师进行示教等。
2. 病历资料 供学生查阅患者的基本资料、相关治疗、检查及记录。
3. 标准化评估量表 供学生与患者访谈时进行症状评估。
4. 精神科病房内的环境设施 符合精神科安全管理要求,让学生能参与到患者护理环节。

【实践方法】

1. 集中示教 带教老师向学生介绍进入病房后的注意事项,讲解不同神经发育障碍的临床特点和护理
要点,并选取一个典型案例进行示教。
2. 分组观摩 将学生分为 6~8 人一组,带教老师给出典型案例,根据理论课的学习内容,指导学生分析

患者有哪些精神症状,讨论护理要点。

3. 分组实践　每组学生在带教老师指导下现场查看患者,然后分组讨论分析病例的临床特点,制订有针对性的护理措施。

4. 教师总结与指导　带教老师总结神经发育障碍病例的精神症状、诊断要点、护理要点,分析学生实践过程中存在的问题。

5. 布置家庭作业　学生根据自己的实践经历及教师的指导,按照护理程序,写一份详细的实践报告。

学 习 指 导

【知识点导图】

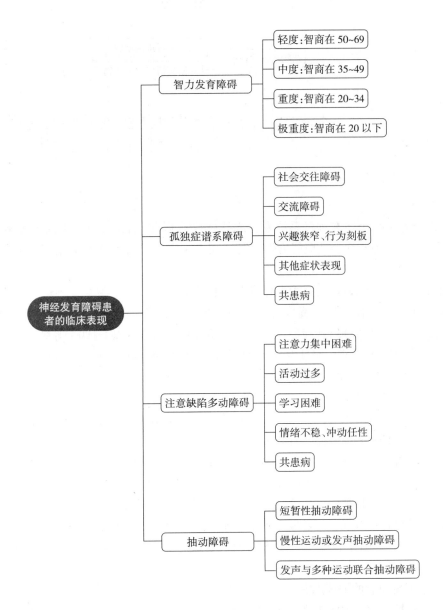

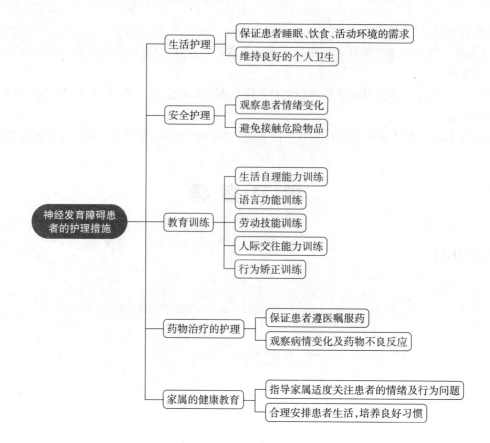

【学习小结】

1. 智力发育障碍是指个体在神经系统发育成熟(18岁)以前,因先天或后天的各种不利因素导致智力发育停滞或受阻,以智力和社会适应能力发育迟缓,不能达到相应年龄水平为主要临床表现的一类精神障碍。

智力低下和社会适应能力缺陷是智力发育障碍的主要表现。

ICD-11和DSM-5根据智力低下程度和社会适应能力缺陷程度将智力发育障碍分为轻度(智商在50~69)、中度(智商在35~49)、重度(智商在20~34)和极重度(智商在20以下)四个等级。

2. 智力发育障碍的治疗原则　早期发现、早期诊断、查明原因、尽早干预,以教育和康复训练为主,辅以心理治疗,仅少数患者需要对伴随的精神症状进行药物对症治疗。

3. 智力发育障碍患者的护理措施

(1) 生活护理:保证患者正常的生活需求,如睡眠、饮食及活动环境等,并针对出现的问题进行护理干预。另外,要做好晨晚间护理,维持良好的个人卫生。

(2) 安全护理:患者居住的环境应简单实用,随时检查有危险隐患的物品和设施。

(3) 教育训练:包括生活自理能力训练、语言功能训练、劳动技能训练和品德教育。

(4) 药物治疗的护理:严格观察病情演变及用药情况,及时处理不良反应。

(5) 健康教育:重点是针对家长与老师,使他们正确认识疾病特征和可能的预后。

4. 孤独症谱系障碍的临床表现　社会交往障碍、交流障碍、兴趣狭窄和行为刻板、其他症状表现、共患病。

5. 孤独症谱系障碍患者的护理措施

(1) 生活护理:密切观察患者的进食情况、睡眠情况、大小便情况是否正常,并针对出现的问题进行护理干预,保证患者正常的生活需求。同时保证患者良好的个人卫生状况。

(2) 安全护理:密切观察患者的活动内容及情绪变化,避免其接触危险物品。患者情绪处于激动、兴奋时,将其安置在安静环境中,给予适当的引导,转移其注意力;了解引起兴奋冲动的原因,避免同样事情发生。

(3) 教育训练:根据患者的智力及现有的生活技能状况,制订具体明确的生活自理能力训练计划;根据患者言语能力的水平,制订计划,从认物、命名到表述,从简单的音节到完整的句子,训练患者的语言能力;对患者进行人际交往能力训练,从注意训练、模仿动作训练、姿势性语言的学习和表情动作的理解训练、语言交往能力训练和游戏几方面入手,使他们逐渐学会如何与人进行交往。针对不同行为,采用不同的行为矫正训练方法。

(4) 药物治疗的护理:保证患者按时服药,确保剂量准确,以免发生严重的不良后果。

(5) 健康教育:使家长能够正确认识疾病,积极与专业人员配合,一起训练和教育患者。此外,护理人员要将训练方法、注意事项教给家长,使家长能够独立操作。

6. 注意缺陷多动障碍的主要临床特点　主要表现为与年龄不相称的注意力分散,注意广度缩小,不分场合的过度活动,情绪冲动并伴有认知障碍和学习困难,其智力正常或接近正常。

7. 注意缺陷多动障碍的治疗原则与预后　根据患者及其家庭的特点制订综合性治疗方案。主要的治疗方法有心理治疗、特殊教育、药物治疗及对家属的教育和训练。多数患者到少年期后症状会逐渐缓解,少数持续至成人。

8. 注意缺陷多动障碍患者的护理措施

(1) 生活护理:观察患者进食、睡眠、大小便的自理情况,根据存在的问题进行护理干预。

(2) 安全护理:密切观察患者情绪的变化,有出现意外的征兆时及时给予控制,保证患者的安全。

(3) 教育训练:除协助和督促患者做好晨晚间护理外,还应在生活自理能力方面给予指导和训练;通过游戏、比赛等形式对注意力进行训练,使集中注意力的时间逐渐延长,逐渐改善注意障碍。

(4) 药物治疗的护理:指导患者遵医嘱按时服药,密切观察服药情况及服药后的表现,提高患者的依从性。

(5) 健康教育:使家长和老师正确认识疾病,帮助患者建立简单的规矩,培养良好的习惯。

9. 抽动障碍的概念　是一种起病于儿童和青少年时期,以不自主地突发、快速、重复、非节律性、刻板的单一或多部位肌肉运动和/或发声抽动为特点的一种复杂的慢性神经精神障碍。

10. 抽动障碍的临床表现

(1) 短暂性抽动障碍:又称一过性抽动障碍、习惯性痉挛、暂时性抽动,是儿童期一种最常见的抽动障碍类型。以单纯性或一过性肌肉抽动为特征,临床表现为突然的、重复的、刻板的一种或多种运动性抽动和/或发声性抽动。

(2) 慢性运动或发声抽动障碍:主要表现为一种或多种运动抽动或发声抽动,最为常见的抽动为运动性抽动,尤其是面部、头颈部和肢体的抽动。以简单或复杂运动抽动最为常见,部位多涉及头、颈、上肢。

(3) 发声与多种运动联合抽动障碍:是抽动障碍中最有代表性,临床表现最复杂、最严重、诊断和治疗最困难的一种类型。起初,其症状和短暂运动性抽动障碍相似,抽动较轻且持续时间较短,随着时间的推移,抽动症状持续存在且症状类型越来越多,分布范围越来越广,从身体的上部发展到躯干及腿部。

11. 抽动障碍患者的护理措施

(1) 生活护理:保证患者正常的生活需求,如睡眠、饮食及活动环境等;保证患者良好的个人卫生状况,做好晨晚间护理。

(2) 心理护理:与患者建立良好的护患关系,取得患者的信任和合作。患者的抽动症状往往易受紧张、焦虑、情绪低落、生气、惊吓、过度兴奋、精神创伤等因素的影响而加重,因此应及时对患者实施心理干预,支持和帮助患者消除心理困扰,减少情绪波动,缓解抽动症状,促进心理健康和社会适应性。

(3) 对症护理:密切关注心理变化,给予精神安慰与正面指导。当患儿发生抽动行为时,结合行为疗法,采取分散注意力的方式弱化行为,与家长沟通,建立良好的家庭环境,遵医嘱按剂量给药。

(4) 健康教育:使患者和家长对病态的行为有正确的认识。通过教育使家长认识到家庭环境对患者发病的重要影响,不要过分关注与提醒患者出现的抽动症状,平时多关心照顾,合理安排生活,保持稳定情绪。

【重点与难点】

1. 重点
(1) 智力发育障碍的临床特点。
(2) 孤独症谱系障碍的临床特点。
(3) 注意缺陷多动障碍的临床表现。
(4) 抽动障碍的临床表现。
2. 难点　神经发育障碍患者的护理措施。

测 试 题

一、单项选择题

1. 关于智力发育障碍的病因,说法最恰当的是(　　)
　　A. 染色体异常　　　　　　　　　　　　B. 围产期有害因素
　　C. 遗传代谢性疾病　　　　　　　　　　D. 先天性颅脑畸形
　　E. 18 岁以前影响中枢神经系统发育的因素

2. 智力发育障碍的治疗原则是(　　)
　　A. 药物治疗为主　　　　　　　　　　　B. 教育和训练为主
　　C. 行为治疗为主　　　　　　　　　　　D. 神经营养药物治疗为主
　　E. 心理治疗为主

3. 关于智力发育障碍的描述,说法**错误**的是(　　)
　　A. 是指精神发育不全或受阻的一组综合征　　B. 特征为智能低下和社会适应困难
　　C. 起病于个体发育成熟以前　　　　　　D. 药物治疗为主
　　E. 由影响中枢神经系统发育的因素引起

4. 极重度智力发育障碍患者的智商在(　　)
　　A. 20 以下　　　　　　B. 20~34　　　　　　　　　C. 35~49
　　D. 50~69　　　　　　　E. 70~85

5. 轻度智力发育障碍患者成年以后智力水平相当于(　　)
　　A. 12~15 岁正常儿童　　　　　　　　　B. 9~12 岁正常儿童
　　C. 6~9 岁正常儿童　　　　　　　　　　D. 3~6 岁正常儿童
　　E. 3 岁以下正常儿童

6. 患者,男,15 岁。自幼性格温和,常被同龄人捉弄、嘲笑,学习成绩欠佳,数学成绩最差,读完小学课程,各门功课均不及格。体格检查无明显异常,韦氏智力测验结果为 IQ 65。该患者最可能的诊断是(　　)
　　A. 轻度智力发育障碍　　　　　　　　　B. 中度智力发育障碍
　　C. 重度智力发育障碍　　　　　　　　　D. 孤独症谱系障碍
　　E. 注意缺陷多动障碍

7. 患者,男,11 岁,小学三年级,留级 2 次,发音不清且难以用语言表达完整意思,仅会个位数加减法,在指导帮助下可自理简单生活。该患者可能属于(　　)
　　A. 轻度智力发育障碍　　　　　　　　　B. 中度智力发育障碍
　　C. 重度智力发育障碍　　　　　　　　　D. 极重度智力发育障碍
　　E. 孤独症谱系障碍

8. **不属于**孤独症谱系障碍主要临床表现的是（　　　）
    A. 社会交往障碍　　　　　　B. 语言交流障碍　　　　　　C. 行为刻板
    D. 意识障碍　　　　　　　　E. 兴趣狭窄

9. 关于孤独症谱系障碍临床表现的描述，说法**不正确**的是（　　　）
    A. 喜欢玩耍非玩具性物品
    B. 容易分清人与人之间的亲疏关系
    C. 固执地要求日常活动程序不变
    D. 关注玩具的非主要特征
    E. 可有重复刻板动作

10. **不属于**孤独症谱系障碍语言交流障碍的表现的是（　　　）
    A. 人称代词使用困难　　　　　　　　B. 讲话时抑扬顿挫
    C. 可有模仿语言　　　　　　　　　　D. 可有刻板重复语言
    E. 讲话内容与当时的情境缺乏联系

11. **不属于**注意缺陷多动障碍临床表现的是（　　　）
    A. 注意障碍　　　　　　B. 活动过多　　　　　　C. 焦虑情绪
    D. 学习困难　　　　　　E. 品行障碍

12. 可用于治疗注意缺陷多动障碍的药物是（　　　）
    A. 利培酮　　　　　　　B. 哌甲酯　　　　　　C. 氟哌啶醇
    D. 氯硝西泮　　　　　　E. 苯巴比妥

13. **不是**注意缺陷多动障碍患者临床表现的是（　　　）
    A. 别人讲话时常常显得心不在焉　　　　B. 常无法遵守指令
    C. 言语发育落后，与人交往困难　　　　D. 干扰他人的活动
    E. 对一些不愉快的刺激作出过度反应

14. 患者，男，10岁，小学三年级，因上课注意力不集中、学习困难近1年就诊。父母反映患者自上三年级以来，上课注意力不集中，经常开小差；做作业一边玩一边做，粗心大意，考试成绩下降；经常丢三落四。儿童韦氏智力测验结果为IQ 103。结合上述资料，该患者最可能的诊断是（　　　）
    A. 智力发育障碍　　　　　　B. 人格障碍　　　　　　C. 情绪障碍
    D. 孤独症谱系障碍　　　　　E. 注意缺陷多动障碍

15. 关于抽动障碍的描述，说法**错误**的是（　　　）
    A. 分为短暂性抽动障碍、慢性运动或发声抽动障碍、发声与多种运动联合抽动障碍
    B. 短暂性抽动障碍是最常见的类型
    C. 短暂性抽动障碍一般持续时间不超过1年，预后良好
    D. 最为常见的抽动为运动性抽动，尤其是面部、头颈部和肢体的抽动
    E. 发声抽动和运动抽动常同时存在

16. 关于慢性抽动障碍的描述，说法**错误**的是（　　　）
    A. 表现为简单的或复杂的发声抽动　　　　B. 表现为简单的或复杂的运动抽动
    C. 症状累及广泛　　　　　　　　　　　　D. 常累及上下肢及躯干
    E. 病程往往少于1年

17. 患者，男，4岁。3个月前无明显诱因出现眨眼、耸肩，多在情绪紧张时加重，入睡后消失，平均1d出现10余次，对生活没有太大影响，脑电图正常。适合该患者的治疗方法是（　　　）
    A. 约束患者行为　　　　　　　　　B. 加强教育
    C. 抗癫痫药物治疗　　　　　　　　D. 使用中枢兴奋剂
    E. 创造宽松的环境，不过分关注，暂不用药

二、多项选择题

1. 孤独症谱系障碍的典型症状有（　　　）
　　A. 意识障碍　　　　　　　　B. 社会交往障碍　　　　　　C. 交流障碍
　　D. 兴趣狭窄　　　　　　　　E. 行为刻板

2. 孤独症谱系障碍的治疗方法主要包括（　　　）
　　A. 自理能力训练　　　　　　B. 行为治疗　　　　　　　　C. 药物治疗
　　D. 认知治疗　　　　　　　　E. 语言沟通训练

3. 孤独症谱系障碍患者的社会交往障碍可以表现为（　　　）
　　A. 分不清与人的亲疏关系
　　B. 与人相处时缺乏目光对视
　　C. 难与同龄儿童建立正常伙伴关系
　　D. 难与父母建立正常的依恋关系
　　E. 受到爱抚时缺乏相应的愉快表情

4. 注意缺陷多动障碍的临床表现有（　　　）
　　A. 注意障碍　　　　　　　　B. 活动过多　　　　　　　　C. 冲动行为
　　D. 学习困难　　　　　　　　E. 神经系统异常

5. 关于短暂性抽动障碍的描述,说法正确的是（　　　）
　　A. 以单纯性或一过性肌肉抽动为特征
　　B. 临床表现为一种或多种运动性抽动和/或发声性抽动
　　C. 最为常见的运动性抽动为面部、头颈及手臂的抽动
　　D. 症状常在紧张、过度兴奋、疲劳等情况下加重
　　E. 病程往往 1 年以上

三、名词解释

1. 智力发育障碍　　　　　2. 孤独症谱系障碍　　　　　3. 注意缺陷多动障碍
4. 抽动障碍　　　　　　　5. 短暂性抽动障碍

四、简答题

1. 简述孤独症谱系障碍患者的护理措施。
2. 简述孤独症谱系障碍的主要临床表现。
3. 简述注意缺陷多动障碍的主要临床表现。
4. 简述对抽动障碍患者的护理措施。

五、案例分析题

患者,男,7 岁,以"行为怪癖、智力低下"为主诉就诊。病史由母亲代诉。患者自幼十分孤僻,从小对亲人不亲,如在 1 岁多以前,当父母走向他床边时,从不以表情或姿态表示要父母抱他。1 岁多能走之后,父母下班回家也从不迎上去表示欢迎,家中来了生人,也无所谓,不理睬也不躲避。入幼儿园后,对老师和其他小朋友从不理睬。父母和老师有意安排他与其他小朋友一起玩,他一个人坐在那儿玩弄手中的纸片或手帕,从不参加集体游戏。如强迫他与别人玩,则会发脾气、打人。从不喊人、也从不用眼睛看人。近 1 年来,未去幼儿园,一个人待在家中,常常反复玩一件东西,如卷一张纸片或一把钢卷尺,翻来覆去,连续几个小时不释手。行为怪癖,如带他上街,他一定要用手摸一下路过他身边的每一个人,或从两个并行的人中间硬挤过去,或莫名其妙地踢别人一脚,因此常常惹出一些麻烦。

请回答:

1. 此案例中患者的主要症状有哪些?
2. 如何护理此案例中的患者?

参 考 答 案

一、单项选择题

1. E　　2. B　　3. D　　4. A　　5. B　　6. A　　7. B　　8. D　　9. B　　10. B
11. C　　12. B　　13. C　　14. E　　15. E　　16. E　　17. E

二、多项选择题

1. BCDE　　2. ABCE　　3. ABCDE　　4. ABCDE　　5. ABCD

三、名词解释

1. 智力发育障碍:是指个体在神经系统发育成熟(18 岁)以前,因先天或后天的各种不利因素导致智力发育停滞或受阻,以智力和社会适应能力发育迟缓,不能达到相应年龄水平为主要临床表现的一类精神障碍。

2. 孤独症谱系障碍:是一类起病于婴幼儿期的神经发育障碍性疾病,主要表现为不同程度的社会交往障碍、交流障碍、兴趣狭窄和行为方式刻板。

3. 注意缺陷多动障碍:又称多动综合征,主要表现为与年龄不相称的注意力分散,注意广度缩小,不分场合的过度活动,情绪冲动并伴有认知障碍和学习困难,其智力正常或接近正常。

4. 抽动障碍:是一种起病于儿童和青少年时期,以不自主地突发、快速、重复、非节律性、刻板的单一或多部位肌肉运动和/或发声抽动为特点的一种复杂的慢性神经精神障碍。

5. 短暂性抽动障碍:又称一过性抽动障碍、习惯性痉挛、暂时性抽动,是儿童期一种最常见的抽动障碍类型。以单纯性或一过性肌肉抽动为特征,临床表现为突然的、重复的、刻板的一种或多种运动性抽动和/或发声性抽动。

四、简答题

1. (1)生活护理:密切观察患者的进食情况、睡眠情况、大小便情况是否正常,并针对出现的问题进行护理干预,保证患者正常的生活需求。同时保证患者良好的个人卫生状况。

(2) 安全护理:密切观察患者的活动内容及情绪变化,避免其接触危险物品。患者情绪处于激动、兴奋时,将其安置在安静环境中,给予适当的引导,转移其注意力;了解引起兴奋冲动的原因,避免同样事情发生。

(3) 教育训练:根据患者的智力及现有的生活技能状况,制订具体明确的生活自理能力训练计划;根据患者言语能力的水平,制订计划,从认物、命名到表述,从简单的音节到完整的句子,训练患者的语言能力;对患者进行人际交往能力训练,从注意训练、模仿动作训练、姿势性语言的学习和表情动作的理解训练、语言交往能力训练和游戏几方面入手,使他们逐渐学会如何与人进行交往。针对不同行为,采用不同的行为矫正训练方法。

(4) 药物治疗的护理:保证患者按时服药,确保剂量准确,以免发生严重的不良后果。

(5) 健康教育:使家长能够正确认识疾病,积极与专业人员配合,一起训练和教育患者。此外,护理人员要将训练方法、注意事项教给家长,使家长能够独立操作。

2. (1) 社会交往障碍:患者不能与他人建立正常的人际交往方式。

(2) 交流障碍:同时存在言语和非言语交流障碍。其中,言语交流障碍更加突出,往往是引起父母关注、并带患者就诊的最主要原因。

(3) 兴趣狭窄、行为刻板:患者对正常儿童所喜爱的活动、游戏、玩具都不感兴趣,却对非玩具的物品有特殊兴趣和迷恋。患者固执地要求保持日常活动程序不变。一些患者还有刻板行为,如重复拍手,不停地转圈、跺脚、舔墙壁等。

(4) 其他症状表现:部分患者存在听觉过敏、触觉过敏或痛觉减退现象。有些患者情绪不稳定,烦躁哭闹等。认知发展可能不平衡,部分患者出现一些超出同龄儿童的能力,如文字记忆能力、计算能力等。

(5) 共患病:常常共患其他精神障碍或躯体疾病,智力发育障碍是常见的共患病之一,此外还有焦虑障碍、注意缺陷多动障碍、抽动障碍、心境障碍、胃肠功能紊乱、癫痫、神经皮肤综合征、脑瘫等。

3. (1) 注意力集中困难:注意很容易受环境的影响而分散,注意力集中的时间短暂,容易因外界刺激而分心,或不断从一种活动转向另一种活动。

(2) 活动过多:表现为明显的活动增多,过分地不安静,来回奔跑或小动作不断。行为不考虑后果,出现危险或破坏性行为。

(3) 情绪不稳、冲动任性:容易过度兴奋,也容易受挫而出现情绪低沉,或出现反抗和攻击性行为。渴望需要即时满足,否则就哭闹、发脾气。

(4) 学习困难:智力水平大都正常或接近正常,由于以上症状,给学习带来一定的困难,低于患者的智力水平所应达到的学业成绩。

(5) 共患病:常见的共患病有品行障碍、焦虑抑郁障碍、抽动症等。

4. (1) 生活护理:保证患者正常的生活需求,如睡眠、饮食及活动环境等;保证患者良好的个人卫生状况,做好晨晚间护理。

(2) 心理护理:与患者建立良好的护患关系,取得患者的信任和合作。患者的抽动症状往往易受紧张、焦虑、情绪低落、生气、惊吓、过度兴奋、精神创伤等因素的影响而加重,因此应及时对患者实施心理干预,支持和帮助患者消除心理困扰,减少情绪波动,缓解抽动症状,促进心理健康和社会适应性。

(3) 对症护理:密切关注心理变化,给予精神安慰与正面指导。当患儿发生抽动行为时,结合行为疗法,采取分散注意力的方式弱化行为,与家长沟通,建立良好的家庭环境,遵医嘱按剂量给药。

(4) 健康教育:使患者和家长对病态的行为有正确的认识。通过教育使家长认识到家庭环境对患者发病的重要影响,不要过分关注与提醒患者出现的抽动症状,平时多关心照顾,合理安排生活,保持稳定情绪。

五、案例分析题

1. 社会交往障碍、交流障碍、兴趣狭窄、行为刻板、智力障碍等。

2. 此案例中的患者是孤独症谱系障碍患者。在护理实践中,主要从生活护理、安全护理、教育训练、药物治疗的护理和健康教育几个方面进行护理。

(1) 生活护理:密切观察患者的进食情况、睡眠情况、大小便情况是否正常,并针对出现的问题进行护理干预,保证患者正常的生活需求。同时保证患者良好的个人卫生状况。

(2) 安全护理:密切观察患者的活动内容及情绪变化,避免其接触危险物品。患者情绪处于激动、兴奋时,将其安置在安静环境中,给予适当的引导,转移其注意力;了解引起兴奋冲动的原因,避免同样事情发生。

(3) 教育训练:根据患者的智力及现有的生活技能状况,制订具体明确的生活自理能力训练计划;根据患者言语能力的水平,制订计划,从认物、命名到表述,从简单的音节到完整的句子,训练患者的语言能力;对患者进行人际交往能力训练,从注意训练、模仿动作训练、姿势性语言的学习和表情动作的理解训练、语言交往能力训练和游戏几方面入手,使他们逐渐学会如何与人进行交往。针对不同行为,采用不同的行为矫正训练方法。

(4) 药物治疗的护理:保证患者按时服药,确保剂量准确,以免发生严重的不良后果。

(5) 健康教育:使家长能够正确认识疾病,积极与专业人员配合,一起训练和教育患者。此外,护理人员要将训练方法、注意事项教给家长,使家长能够独立操作。

(李红丽)

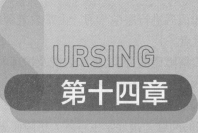

第十四章

人格障碍患者的护理

实 践 指 导

【实践目的】

1. 掌握　人格障碍的概念；人格障碍的主要临床表现；人格障碍的护理过程；常见人格障碍患者的护理要点。

2. 熟悉　人格障碍的分类。

3. 了解　人格障碍的病因；人格障碍的诊断、治疗和预后。

【实践地点】

精神病专科医院、综合医院精神科或心理科病房。

【实践内容】

1. 参观精神病专科医院或精神科病房，了解精神科病房的工作流程及注意事项。了解人格障碍诊断及治疗情况。

2. 识别人格障碍的分类、临床表现以及特征性症状，通过病例讨论学习，判断患者人格障碍的类型。

3. 与不同类型的人格障碍患者沟通交流。

4. 运用护理程序为人格障碍患者实施优质护理服务。评估患者的整体情况，对患者可能会出现的操纵性行为和危险性行为有一定的预见性，针对性实施健康教育。

5. 常见人格障碍患者的护理，尤其是安全护理和心理护理。

【实践用物】

1. 会议室/访谈室　供学生与患者进行访谈，老师进行示教等。

2. 病历资料　供学生查阅患者的基本资料、相关治疗、检查及记录。

3. 标准化评估量表　供学生与患者访谈时进行症状评估。

4. 精神科病房内的环境设施　符合精神科安全管理要求，让学生能参与到患者护理环节。

【实践方法】

1. 集中示教　集中学习人格障碍患者的基本理论知识后进行医院学习。由带教老师统一介绍精神科病房相关的管理制度及工作流程和注意事项,强调实习重点。

2. 分组观摩　将学生分成 8~12 人一组,分组讲解人格障碍的分类、临床表现及护理的具体实施方法。带教老师准备 1~2 个典型病例,通过与患者的沟通交流,引导学生分析患者的症状。

3. 分组实践　学生分组查看患者后,讨论分析人格障碍患者的症状和护理措施。

4. 总结与指导　带教老师总结学生实践过程中存在的问题并指导学生理解人格障碍患者的护理要点。

5. 布置家庭作业　学生根据自己的实践经历及老师的指导,撰写实践报告。

学 习 指 导

【知识点导图】

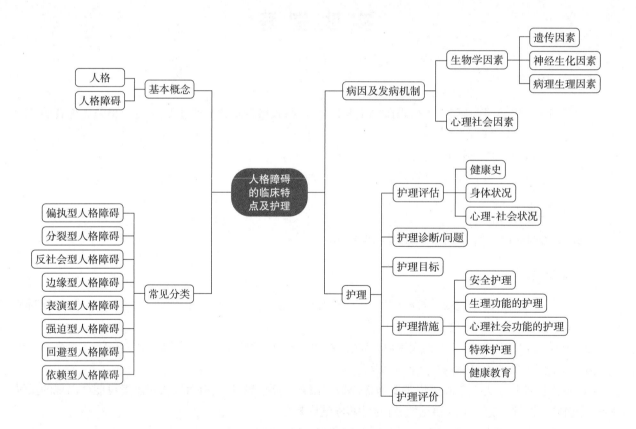

【学习小结】

1. 人格障碍的概念　人格障碍的患者内心体验和行为明显偏离个体文化背景,持久地用适应不良的方式对待周围的人和事物,结果是个人遭受痛苦和/或使他人遭受痛苦,给个人和/或社会带来不良影响。

2. 人格障碍的病因　一般认为人格障碍是在生物学因素的基础上,遭受心理社会环境不良因素影响而形成。

3. 人格障碍的分类

(1) 按严重程度:可分为轻度人格障碍、中度人格障碍和重度人格障碍。

(2) 按表现特征:DSM-5 将其分为三组,A 组以行为古怪、异常为共同特征,包含偏执型、分裂样和分裂型人格障碍;B 组以戏剧化、情绪化为共同特征,包含反社会型、边缘型、表演型、自恋型人格障碍;C 组以有焦虑或恐惧行为为共同特征,包含回避型、依赖型和强迫型人格障碍。

4. 常见人格障碍的主要临床表现

(1) 偏执型人格障碍:主要表现为敏感多疑和人际关系紧张,可出现攻击行为或社会退缩。

(2) 分裂型人格障碍:主要表现为古怪离奇和冷漠离群。

(3) 反社会型人格障碍:主要表现为易冲动,冷酷无情,难以维持人际关系。

(4) 边缘型人格障碍:主要表现为人际关系的不稳定、自我形象紊乱、极不稳定的情绪、冲动性的行为。

(5) 表演型人格障碍:主要表现为容易受暗示影响,寻求关注,人际关系不牢固。

(6) 强迫型人格障碍:主要表现为追求完美,过度焦虑,死板固执。

(7) 回避型人格障碍:主要表现为敏感焦虑,社交抑制。

(8) 依赖型人格障碍:主要表现为过分依赖和顺从,寻求支配和关心。

5. 人格障碍的诊断、治疗和预后　　主要依据病史进行诊断,临床访谈、诊断量表、自评问卷等可辅助诊断。主要治疗方法有药物治疗、心理治疗以及合理的教育和训练。人格障碍的预后欠佳,预防尤为重要。

6. 人格障碍患者的护理

(1) 护理评估:从健康史、身体状况、心理-社会状况(含认知评估、情绪评估、意志行为评估和社会功能评估)三个方面进行评估。

(2) 护理诊断/问题:常见的有应对无效、有伤人的危险、有自我伤害的危险、社会交往障碍、自我认同紊乱。

(3) 护理目标:针对具体情况,设立合适的护理目标。

(4) 护理措施:主要包括安全护理、生理功能的护理、心理社会功能的护理、常见人格障碍的特殊护理以及健康教育。

(5) 护理评价。

7. 常见人格障碍的护理要点

(1) 对偏执型人格障碍患者应认真聆听并同理其感受,切忌反驳或嘲笑,并慎用幽默,也不要过分的热情,以建立治疗性关系并避免多疑。

(2) 对分裂型人格障碍患者应保持距离,让患者充分表达自己的感受,避免质问、批评和嘲笑;注意培养社交技巧。

(3) 对反社会型人格障碍患者的操纵行为应及时设定限制,清楚说出对患者的期望,避免争辩和对抗;注意防范暴力。

(4) 对边缘型人格障碍患者应传递共情和支持,坚持让患者对自己的行为负责;识别并避免强化患者的操纵行为,重视患者过激行为;肯定和表扬患者的适当行为,帮助发展解决问题的技巧。

(5) 对表演型人格障碍患者夸张的言行保持中立的态度,帮助患者监控危机情境和感受并正确应对;注意社交行为的护理。

(6) 对强迫型人格障碍患者注意耐心倾听,察觉患者情绪,鼓励患者表达情绪。指导患者应对焦虑的场景,提供机会让患者选择或做决定;逐步纠正强迫行为。

(7) 对回避型人格障碍患者刚开始要给予明确的指导,随后逐渐鼓励患者做一些容易的决定,鼓励患者表达感受,并对自己的行为负责,教给患者放松和应激管理的技巧。

(8) 对依赖型人格障碍患者给予适当的照顾,鼓励患者自主决策。防范患者滥用药物来缓解焦虑。

【重点与难点】

1. 重点

(1) 人格障碍的概念。

(2) 常见人格障碍的特征。

2. 难点

(1) 人格障碍的安全护理。

(2) 常见人格障碍的特殊护理。

测 试 题

一、单项选择题

1. DSM-5 人格障碍 A 组有偏执型、分裂样和分裂型人格障碍,其共同特征是(　　)

A. 行为古怪、异常　　　　　　B. 戏剧化、情绪化　　　　　　C. 焦虑或恐惧行为

D. 淡漠、孤僻离群　　　　　　E. 冲动、人际关系差

2. DSM-5 人格障碍 B 组有反社会型、边缘型、表演型、自恋型人格障碍,其共同特征是(　　)

A. 行为古怪、异常　　　　　　B. 戏剧化、情绪化　　　　　　C. 焦虑或恐惧行为

D. 淡漠、孤僻离群　　　　　　E. 冲动、人际关系差

3. DSM-5 人格障碍 C 组有回避型、依赖型和强迫型人格障碍,其共同特征是(　　)

A. 行为古怪、异常　　　　　　B. 戏剧化、情绪化　　　　　　C. 焦虑或恐惧行为

D. 淡漠、孤僻离群　　　　　　E. 冲动、人际关系差

4. 分裂型人格障碍**不太可能**出现的临床表现是(　　)

A. 有奇异的感知体验　　　　　B. 不修边幅、服饰奇特　　　　C. 十分缺乏幽默感

D. 回避一切社交场合　　　　　E. 极度的敏感焦虑

5. 边缘型人格障碍**不太可能**出现的临床表现是(　　)

A. 缺乏稳定的关系　　　　　　B. 过分依赖和顺从　　　　　　C. 自我形象紊乱

D. 极不稳定的情绪　　　　　　E. 冲动性的行为

6. 强迫型人格障碍**不太可能**出现的临床表现是(　　)

A. 对细节一丝不苟　　　　　　B. 产生过度的焦虑　　　　　　C. 缺乏适度灵活性

D. 极度想控制环境　　　　　　E. 逃避交际性活动

7. 依赖型人格障碍**不太可能**出现的临床表现是(　　)

A. 过分依赖和顺从　　　　　　B. 极度想控制环境　　　　　　C. 习惯让人做决定

D. 寻求支配和关心　　　　　　E. 出现不适的主诉

8. 某表演型人格障碍患者找到她的主管护士(男性),自诉胸痛,护士在了解情况时,注意到患者不断靠近他,并主动拉他的手要求帮她检查。此时该护士最适当的反应是(　　)

A. 大声告诉患者,立即停止靠近和拉手

B. 马上远离患者,不要让患者得逞

C. 告诉患者她将由女护士主管

D. 对她担心胸痛表示理解,但表明这样检查是不合适的

E. 告诉患者去房间躺下等他检查

9. 患者,男,32 岁,自小性格内向、固执和情绪不稳。26 岁结婚,有一个 6 岁女儿。妻子外向,喜欢跳舞,时常组织活动。患者怀疑妻子作风不好,经常与妻子争吵,打骂妻子。患者知道自己的怀疑没有根据,但难

以控制。平时也能正常工作,但与同事容易发生矛盾。该患者最可能的诊断是(　　)

　　A. 分裂型人格障碍　　　　　B. 反社会型人格障碍　　　　　C. 边缘型人格障碍

　　D. 偏执型人格障碍　　　　　E. 强迫型人格障碍

10. 患者,女,21岁,1周前在课堂上回答老师提问出错,觉得丢人,自那后再也没去上课。患者坦言自己素来怕在公众场合出糗,总是避免与陌生人接触;也希望自己有一个男朋友,但又担心男朋友会发现别人比她好而抛弃她。该患者可能的诊断是(　　)

　　A. 分裂型人格障碍　　　　　B. 回避型人格障碍　　　　　C. 边缘型人格障碍

　　D. 偏执型人格障碍　　　　　E. 强迫型人格障碍

二、多项选择题

1. 偏执型人格障碍可能出现的临床表现有(　　)

　　A. 敏感多疑　　　　　　　　B. 自以为是　　　　　　　　C. 人际关系紧张

　　D. 容易受暗示影响　　　　　E. 社会退缩

2. 反社会型人格障碍可能出现的临床表现有(　　)

　　A. 对挫折的耐受性极低　　　B. 容易失业、离婚和犯罪　　C. 习惯于冒险和追求刺激

　　D. 做了坏事有内疚感　　　　E. 难以维持人际关系

3. 表演型人格障碍可能出现的临床表现有(　　)

　　A. 受人喜欢和欢迎　　　　　B. 非常容易受暗示影响　　　C. 表现肤浅和做作

　　D. 人际关系不牢固　　　　　E. 喜欢别人的注意

4. 回避型人格障碍可能出现的临床表现有(　　)

　　A. 极度的社交焦虑　　　　　B. 对他人观点敏感　　　　　C. 抵触亲密的关系

　　D. 消极地看待事情　　　　　E. 逃避交际性活动

5. 对于有自伤行为的边缘型人格障碍患者,以下做法合适的是(　　)

　　A. 减少刺激,清除危险物品　　　　　　　B. 与患者协商制订不自我伤害协议

　　C. 经常关心询问伤口情况　　　　　　　　D. 坚持让患者自己处理他能处理的事情

　　E. 用药必须严格监管,防止患者藏药

6. 人格障碍主要的治疗方法有(　　)

　　A. 药物治疗　　　　　　　　B. 心理治疗　　　　　　　　C. 物理治疗

　　D. 教育和训练　　　　　　　E. 中医治疗

三、名词解释

1. 人格　　　　　　　　　　　2. 人格障碍

四、简答题

1. 简述人格障碍的常见分类及主要临床表现。

2. 简述人格障碍患者的安全护理要点。

3. 简述边缘型人格障碍患者的护理要点。

五、案例分析题

患者,男性,28岁,未婚,无业。入院前患者因不配合某商场公共场所管理规定(禁止吸烟),威胁劝说的工作人员,攻击前来支援的商场保安,报警后由警察强制送入精神病专科医院。入院时,对在商场不配合而被送入院毫无悔意,说道:"商场的人故意难为我,我没什么问题。"据其父亲介绍,患者自小学三年级开始,就经常撒谎、欺负弱小的同学,时不时与人打架,读到高二时因打伤同学被学校开除。离开学校后经常抽烟、喝酒、出入娱乐场所,结识社会不良人士,经常打架斗殴、寻衅滋事,多次被拘留。

住院期间,患者当着众多医护人员的面表现配合,但背地里却不遵守医院规定,违反管理要求抽烟,强拿病友的物品,病友不肯时则威胁病友,对个别护士特别顺从,并向这些护士说另一些护士不好,企图获得这些护士的特别关照,如给香烟、零食等。

请回答：

1. 该患者最可能的诊断是什么？

2. 提出针对该患者的护理诊断。

3. 制订针对该患者的护理措施。

参 考 答 案

一、单项选择题

1. A　　2. B　　3. C　　4. E　　5. B　　6. E　　7. B　　8. D　　9. D　　10. B

二、多项选择题

1. ABCE　　　2. ABCE　　　3. BCDE　　　4. ABDE　　　5. ABDE

6. ABD

三、名词解释

1. 人格：即个性，由人格倾向性和人格心理特征两个方面构成，通过一个人固定的行为模式和日常待人处事的习惯方式体现，其形成受先天生理因素和后天环境因素的影响。

2. 人格障碍：是较为常见的一类精神障碍，患者内心体验和行为明显偏离个体文化背景，持久地用适应不良的方式对待周围的人和事物，结果是个人遭受痛苦和/或使人遭受痛苦，给个人和/或社会带来不良影响。

四、简答题

1. 人格障碍的常见分类及主要临床表现

(1) 偏执型人格障碍：主要表现为敏感多疑和人际关系紧张，可出现攻击行为或社会退缩。

(2) 分裂型人格障碍：主要表现为古怪离奇和冷漠离群。

(3) 反社会型人格障碍：主要表现为易冲动，冷酷无情，难以维持人际关系。

(4) 边缘型人格障碍：主要表现为人际关系的不稳定、自我形象紊乱、极不稳定的情绪、冲动性的行为。

(5) 表演型人格障碍：主要表现为容易受暗示影响，寻求关注，人际关系不牢固。

(6) 强迫型人格障碍：主要表现为追求完美，过度焦虑，死板固执。

(7) 回避型人格障碍：主要表现为敏感焦虑，社交抑制。

(8) 依赖型人格障碍：主要表现为过分依赖和顺从，寻求支配和关心。

2. 人格障碍患者的安全护理要点

(1) 一般性护理：接触患者要有敏锐的安全意识，细心观察患者的情绪及行为变化；注意维持治疗环境的安静和安全，保持充足的活动空间，减少刺激，清除危险物品，满足患者合理的需求。

(2) 暴力行为的护理：护士应仔细评估，保持冷静，注意缓和患者情绪；评估周围环境和人力，人力不足及时寻求帮助；清除危险物品，疏散其他患者。工作人员必须采取一致和坚决的态度，合力制止暴力行为，遵医嘱给予镇静药物、保护性约束等措施，向患者说明采用这些措施的必要性。

(3) 自伤行为的护理：在发作的间歇期，与患者共同探讨愤怒情绪的处理，制订不自伤协议。自伤行为发生时，护士应积极救治伤情，了解导致患者自伤的想法和感受。在处理过程中，护士应控制自己的情绪，避免批评指责，不过分关注患者的伤口情况。必要时提供一对一的密切观察。

3. 边缘型人格障碍患者的护理要点

(1) 建立治疗性关系：传递共情和支持，保持一致的态度，坚持让患者为自己的行为负责。

(2) 操纵行为的护理：识别并避免强化患者操纵别人的行为，重视患者过激行为，避免意外发生，与患者约定互动时间，肯定和表扬患者在社会交往中的适当行为，帮助患者发展解决问题的技巧。

(3) 注意用药安全。

五、案例分析题

1. 反社会型人格障碍。

2. 个人应对无效 与对履行患者角色持对抗态度有关。

有伤人的危险 与控制冲动能力低、操纵行为等有关。

3. (1)护士对患者的不良行为应有充分的心理准备。

(2) 病区医护人员及时为患者设定限制及违反限制的后果,可制订行为契约,让其对行为负责。对患者说明限制针对的是不良行为,而不是他这个人,清楚地说出对他的期望以及他没有达到期望的后果,避免出现强烈的争辩和对抗。

(3) 有暴力先兆时,注意暴力风险评估和防范,同时帮助患者学习以合理、安全的行为方式发泄内心的不良情绪,如深呼吸、适当运动、求助医护人员等。

(肖爱祥)

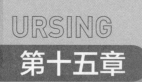

第十五章

躯体治疗观察与护理

实 践 指 导

【实践目的】

1. 掌握　精神药物的分类,各类精神药物的作用、常见不良反应及处理措施;改良电抽搐治疗前后的护理;运用护理程序,为精神障碍患者提供精神药物治疗的护理。

2. 熟悉　改良电抽搐治疗的适应证与禁忌证。

3. 了解　各类精神药物的临床应用原则。

【实践地点】

精神病专科医院、综合医院精神科或心理科病房。

【实践内容】

1. 参观精神科病房,掌握常用精神药物的用药原则、作用、常见不良反应及药物治疗的护理。

2. 参观精神科病房、电抽搐治疗室,了解改良电抽搐治疗的护理。

3. 了解精神药物治疗的护理措施。

4. 运用护理程序,为精神障碍患者提供药物治疗护理。

【实践用物】

1. 会议室/访谈室　供学生与患者进行访谈,老师进行示教等。

2. 病历资料　供学生查阅患者的基本资料、相关治疗、检查及记录。

3. 储存常用药物的药柜、药车,电抽搐治疗仪等物理治疗仪器　供学生观摩学习。

4. 精神科病房内的环境设施　符合精神科安全管理要求,让学生能参与到患者药物治疗、物理治疗的护理环节。

【实践方法】

1. 集中示教　在精神疾病基本知识、基本技能和精神科治疗的基本知识理论学习后安排学生到精神科病房实践学习。由带教老师统一讲解实践学习的注意事项,介绍精神科病房的主要治疗、护理工作、管理制度与注意事项,使学生对精神科的护理工作有初步认识。

2. 分组观摩和实践　将学生分为 8~12 人一组,分组讲解精神障碍患者药物治疗护理及改良电抽搐治疗护理的具体实施方法。带教老师给学生介绍 1~2 个精神药物治疗护理的典型教学案例。通过与患者的沟通,引导学生分析患者治疗的效果及副作用。按照护理程序评估患者后提出护理诊断及护理措施。带教老师给学生示范改良电抽搐治疗前后护理,带领学生观摩 1~2 个改良电抽搐治疗案例。分组讨论总结在实施药物治疗护理及改良电抽搐治疗护理过程中的体会与心得。

3. 总结与指导　带教老师总结分析学生实践和观摩过程中存在的问题,并指导学生为精神障碍患者实施药物治疗护理及改良电抽搐治疗护理的要点。

4. 布置家庭作业　学生根据自己的实践经历及老师的指导,按照护理程序,依据临床实践的案例,写一份详细的实践报告。

学 习 指 导

【知识点导图】

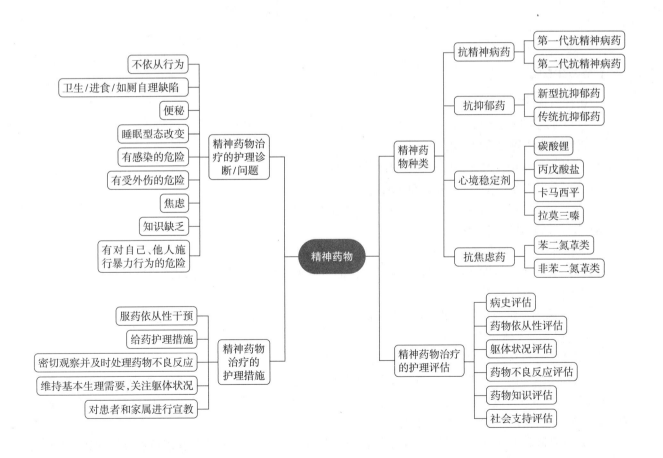

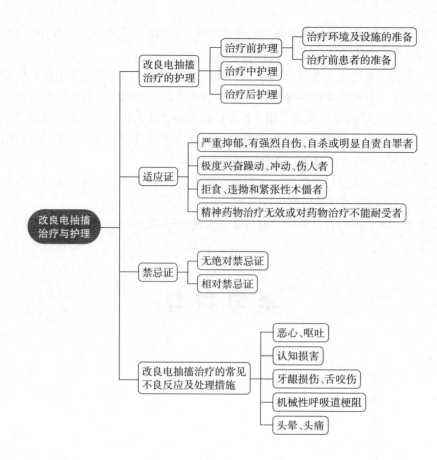

【学习小结】

1. 精神药物的分类。

2. 抗精神病药物分为第一代抗精神病药物和第二代抗精神病药物。

3. 抗精神病药物的治疗作用

(1) 抗精神病作用,即抗幻觉、妄想(治疗阳性症状)。

(2) 激活作用(治疗阴性症状和认知缺陷)。

(3) 非特异性镇静作用(控制激越、兴奋、躁动或攻击行为)。

(4) 巩固疗效、预防疾病复发。

4. 抗精神病药物的选择及使用

(1) 兴奋躁动的患者宜选用镇静作用强的抗精神病药物或采用注射制剂治疗。长效制剂有利于解决患者的服药不依从问题,从而减少复发。

(2) 对于药物治疗依从性好的患者,以口服给药方式为主。通常采用逐渐加量法。剂量应结合每个患者的具体情况实行个体化治疗。

(3) 对于治疗依从性差的患者,可以选择速溶片、口服液或注射针剂。

(4) 抗精神病药的长期维持治疗可以显著减少精神分裂症的复发。对于首发的、缓慢起病的患者,维持治疗时间至少5年;急性发作、缓解迅速彻底的患者,维持治疗时间可以相应较短。而反复发作、经常波动或缓解不全的精神分裂症患者则建议终身服药。

5. 氯丙嗪是临床应用最早的抗精神病药,除此之外,第一代抗精神病药还有奋乃静、氟哌啶醇、五氟利多和舒必利。第二代抗精神病药常用的有氯氮平、利培酮、奥氮平、喹硫平与齐拉西酮等。

6. 锥体外系反应的主要临床表现及处理措施

(1) 急性肌张力障碍:是最常见的锥体外系反应早期症状,表现为个别肌群突发的持续痉挛和异常的姿势,症状持续时间从数秒至数小时,多反复出现。当急性肌张力障碍出现时,常伴有焦虑、烦躁、恐惧等情绪以及自主神经症状。

处理措施:立即安抚患者,通知医生并遵医嘱给予肌内注射东莨菪碱 0.3mg 或异丙嗪 25mg 可即时缓解。有时需遵医嘱减少药物剂量,加用抗胆碱能药如盐酸苯海索,或换用锥体外系反应低的药物。

(2) 静坐不能:多发生在服药后 1~2 周,发生率约为 20%。轻者主观感受心神不宁,腿有不安宁感觉,不能静坐,感到不安。症状明显时出现坐起躺下,来回走动,焦虑,易激惹,烦躁不安,恐惧。少数严重者出现激越、冲动性自杀企图。需注意与精神症状加剧状态鉴别。

处理措施:安抚患者,通知医生并遵医嘱给予苯二氮䓬类药和 β 受体阻滞剂如普萘洛尔等。有时需遵医嘱减少抗精神病药剂量,或选用锥体外系反应低的药物。

(3) 帕金森综合征:最为常见。女性比男性更常见,老年患者常见。表现为静止性震颤,以上肢远端多见,如手部的节律性震颤呈"搓丸样"动作;其次还表现为肌张力增高,出现肌肉僵直,呈现"面具样脸",走路呈"慌张步态",严重者可出现吞咽困难、构音困难、全身性肌强直,类似木僵;有的表现为运动不能,自发活动少,姿势少变,行走时上肢的摆动减少;自主神经功能紊乱,流涎、多汗及皮脂溢出。

处理措施:遵医嘱给予抗胆碱能药物盐酸苯海索,抗精神病药物的使用应缓慢加药或使用最低有效剂量。

(4) 迟发性运动障碍:临床表现为长期应用抗精神病药物后,出现异常不自主运动的综合征。主要表现为有节律或不规则、不自主的异常运动,以口、唇、舌、面部不自主运动最为突出,称为"口-舌-颊三联症"。有时伴有肢体或躯干的舞蹈样运动,表现为吸吮、舐舌、鼓腮、躯干或四肢舞蹈或指划样动作。其严重程度波动不定,睡眠时消失、情绪激动时加重。迟发性运动障碍最早的体征常是舌或口唇周围的轻微震颤或蠕动。由于剂量调整不如口服药及时,长效制剂发生迟发性运动障碍可能性较大,第一代药物比第二代药物更为明显。

处理措施:关键在于预防,使用最低有效剂量或换用锥体外系反应低的药物。异丙嗪和银杏叶提取物可能具有一定改善作用。抗胆碱能药物会促进和加重迟发性运动障碍,应避免使用。早期发现、早期处理有可能逆转迟发性运动障碍。

7. 代谢内分泌不良反应的处理措施　预防为主,合理选择抗精神病药物;定期监测体重、血糖和血脂,观察动态变化;体重增加较多者,调整饮食结构及生活方式;必要时遵医嘱减药或换药。

8. 直立性低血压的处理措施

(1) 轻者应立即将患者放平,取平卧或头低脚高位,松解领扣和裤带,稍事休息,即可恢复,密切观察生命体征,随时监测血压的变化,做好记录。

(2) 对年老体弱的患者,护士要密切观察服药过程中血压的情况,发现异常应及时联系医生,严重或反复出现低血压者,应通知医生并遵医嘱减药或换药。

(3) 严重反应者,应立即通知医生采取急救措施,遵医嘱使用升压药,如去甲肾上腺素 1~2mg,加入 5% 葡萄糖溶液 200~500ml,静脉滴注。禁用肾上腺素,因为肾上腺素可使 β 受体兴奋,血管扩张,使血液流向外周及脾脏,从而加重低血压反应。

(4) 患者意识恢复后,护士要及时做好心理疏导和安抚工作,尽最大努力消除患者的负性体验,同时还要嘱咐患者变换体位时(起床、如厕),动作要缓慢,如感觉头晕时,应尽快平卧休息,以防意外发生。

9. 尿潴留处理措施

(1) 鼓励患者尽力自行排尿,或采取物理的方法诱导排尿。

(2) 遵医嘱给予新斯的明 10~20mg 口服,3 次/d。若无效时,可遵医嘱行导尿术。

(3) 做好心理疏导,耐心安慰患者,消除紧张情绪,对曾经发生过此类症状的患者,更应加强宣教工作。

(4) 护士要密切观察患者的排尿情况,及时发现不适,记录处理情况。

10. 氯氮平是引起白细胞减少症最常见的药物,用药时应监测白细胞计数变化。

11. 抗抑郁药是一类主要用于治疗各种抑郁障碍的药物,也常用于治疗广泛性焦虑障碍、惊恐障碍、恐惧障碍、强迫症、进食障碍及慢性疼痛等。传统抗抑郁药物由于毒副作用使其应用受到一定限制；新型抗抑郁药物与传统药物相比，疗效相当，毒副作用小，使用安全。

12. 心境稳定剂主要包括锂盐（碳酸锂）和抗癫痫药卡马西平、丙戊酸钠、拉莫三嗪、加巴喷丁等。

13. 碳酸锂应用原则　小剂量开始，逐渐增加剂量，饭后口服。由于锂盐的中毒剂量与治疗剂量十分接近，故在使用中要密切监测药物的不良反应，有条件的可监测血锂浓度，以调整药量。急性期治疗最佳血锂浓度为 0.6～1.2mmol/L，维持治疗为 0.4～0.8mmol/L。超过 1.4mmol/L 易产生中毒反应。

14. 碳酸锂的不良反应及处理措施

（1）不良反应及表现：早期不良反应表现为无力、疲乏、嗜睡、手指震颤、厌食、上腹不适、恶心、呕吐、稀便、腹泻、多尿、口干等。后期不良反应是持续多尿、烦渴、体重增加、甲状腺肿大、黏液性水肿、手指细震颤。粗大震颤提示血药浓度已接近中毒水平。女性患者可引起甲状腺功能减退。锂中毒先兆表现为呕吐、腹泻、粗大震颤、抽动、呆滞、困倦、眩晕、构音不清和意识障碍等。中毒症状包括共济失调、肢体运动协调障碍、肌肉抽动、言语不清和意识模糊，重者昏迷、死亡。

（2）处理措施：

1）用药前，护士要全面评估检查患者的躯体、肝功能、肾功能情况，完善各项常规检查，熟知血、尿检测指标值的情况，做到心中有数。

2）用药过程中，护士应鼓励患者多饮水，多吃咸一些的食物，以增加钠的摄入（锂离子与钠离子在近曲小管竞争重吸收，增加钠摄入可促进锂排出）。

3）护士应密切观察患者的进食、日常活动及其用药后反应，及时识别早期先兆表现，发现异常情况及时记录并报告医生。

4）密切监测血锂浓度的变化，一般不宜超过 1.4mmol/L，发现异常及时提示医生停、减药物。

5）做好对患者的卫生宣教工作，如碳酸锂中毒反应的早期表现及预防方法，督促患者主动配合服药。

6）对上述不良反应能耐受者可不做特殊处理，不能耐受者应遵医嘱减药或换药。

7）一旦出现毒性反应需立即停用锂盐，大量给予生理盐水或高渗钠盐加速锂的排泄，或进行血液透析，一般无后遗症。

15. 苯二氮䓬类药物是目前应用最广的抗焦虑药。

16. 苯二氮䓬类药物的药理作用　①抗焦虑作用；②镇静催眠作用；③抗惊厥作用；④骨骼肌松弛作用。

17. 苯二氮䓬类药物由于容易产生耐受性，长期应用可产生依赖性，在突然停药时可产生不同程度的戒断症状。

18. 护理程序在精神药物治疗中的应用

（1）护理评估：包括病史评估、药物依从性评估、躯体状况评估、药物不良反应评估、药物知识评估、社会支持评估。

（2）护理诊断：包括不依从行为、卫生/进食/如厕自理缺陷、便秘、睡眠型态改变、有感染的危险、有受外伤的危险、焦虑、知识缺乏，有对自己、他人施行暴力行为的危险。

（3）护理措施：主要包括服药依从性干预；给药护理措施；密切观察并及时处理药物不良反应；维持基本生理需要，关注躯体状况；对患者和家属进行宣教。

19. 改良电抽搐治疗的适应证

（1）严重抑郁，有强烈自伤、自杀或明显自责自罪者。

（2）极度兴奋躁动、冲动、伤人者。

（3）拒食、违拗和紧张性木僵者。

（4）精神药物治疗无效或对药物治疗不能耐受者。

20. 改良电抽搐治疗的禁忌证　改良电抽搐治疗无绝对禁忌证。相对禁忌证包括：不稳定、严重心血管疾病；动脉瘤或大血管畸形，血压急剧升高会导致破裂风险；颅内压增高，如脑肿瘤、颅内占位性病变；新近脑梗死；严重的呼吸系统疾病；存在严重麻醉风险的其他躯体疾病。

21. 改良电抽搐治疗前患者的准备

(1) 详细的体格检查及必要的理化检查,如血常规、血生化、血电解质、心电图、脑电图、胸部和脊柱 X 线片等。

(2) 获取知情同意书。

(3) 治疗前 8h,遵医嘱停用抗癫痫药和抗焦虑药,或治疗期间避免使用这些药物。治疗期间应用的抗精神病药或抗抑郁药或锂盐,应采用较低剂量。

(4) 治疗前禁食、禁水 4h 以上。

(5) 保持头发清洁,指甲无指甲油。

(6) 每次治疗前测体温、脉搏、血压,如有异常及时向医生汇报。首次治疗前应测量空腹体重。

(7) 排空大小便、取出活动义齿、解开领口及腰带,取下发卡、眼镜。

【重点与难点】

1. 重点

(1) 各类精神药物的作用及常见不良反应。

(2) 改良电抽搐治疗的适应证与禁忌证。

2. 难点

(1) 精神障碍患者药物治疗的护理程序。

(2) 各类精神药物临床应用的一般原则。

测 试 题

一、单项选择题

1. 临床应用最早的抗精神病药是(　　　)

　　A. 氯丙嗪　　　　　　　　　B. 异丙嗪　　　　　　　　　C. 氯氮平

　　D. 氟哌啶醇　　　　　　　　E. 奋乃静

2. 典型抗精神病药物最常见的不良反应是(　　　)

　　A. 体重增加　　　　　　　　B. 白细胞减少症　　　　　　C. 直立性低血压

　　D. 锥体外系反应　　　　　　E. 胃肠道反应

3. 关于使用抗精神病药的描述,说法正确的是(　　　)

　　A. 第一代抗精神病药体重增加突出　　　　B. 首选长效制剂

　　C. 第二代抗精神病药以锥体外系反应多见　　D. 通常采用逐渐加量法

　　E. 一旦开始治疗则建议终身服药

4. 某服用氯氮平治疗的精神分裂症患者,午休后起床时晕倒,面色苍白,护士为其测血压为 80/50mmHg,此时应立即采取的措施为(　　　)

　　A. 通知医生急救　　　　　　B. 保持患者平卧　　　　　　C. 去甲肾上腺素静脉输液

　　D. 5% 葡萄糖溶液静脉输液　　E. 健康宣教

5. 氯氮平最严重的不良反应是(　　　)

　　A. 锥体外系反应　　　　　　B. 白细胞减少　　　　　　　C. 体重增加

　　D. 直立性低血压　　　　　　E. 过度镇静

6. 急性期治疗最佳的血锂浓度为(　　　)

　　A. <0.4mmol/L　　　　　　B. 0.4~0.8mmol/L　　　　　C. 0.6~1.2mmol/L

　　D. >1.4mmol/L　　　　　　E. 1.4~1.8mmol/L

7. 首发精神分裂症患者,建议维持治疗时间至少为( )

    A. 1 年   B. 5 年   C. 5~10 年

    D. 至临床痊愈   E. 终身服药

8. 最易产生依赖性的精神药物是( )

    A. 氟哌啶醇   B. 利培酮   C. 舍曲林

    D. 丙戊酸钠   E. 氯硝西泮

9. **不是**抗精神病药的是( )

    A. 氟哌啶醇   B. 奋乃静   C. 氟西汀

    D. 利培酮   E. 奥氮平

10. 是抗抑郁药的是( )

    A. 舒必利   B. 氯氮平   C. 丙戊酸钠

    D. 舍曲林   E. 阿立哌唑

11. 患者,女,20 岁。4 个月前开始凭空听见有人在议论自己,有时与之对骂,认为自己的想法别人都知道。对该患者应首选的治疗为( )

    A. 心理治疗   B. 改良电抽搐治疗   C. 氟西汀

    D. 利培酮   E. 重复经颅磁刺激治疗

12. 患者,男,23 岁,精神分裂症,使用奥氮平治疗,症状控制良好,体重 3 个月内增长 15kg。护士对其进行健康宣教,说法**不正确**的是( )

    A. 鼓励患者活动   B. 纠正不良生活习惯

    C. 指导患者逐渐减停药物   D. 讲解疾病知识

    E. 帮助患者树立信心

13. 患者,女,25 岁,精神分裂症,使用氟哌啶醇注射治疗,入院第 3 天出现排尿困难。护士采取的措施中**不正确**的是( )

    A. 鼓励患者尽量自行排尿   B. 立即导尿   C. 流水声诱导排尿

    D. 密切观察患者排尿情况   E. 遵医嘱给予新斯的明

14. 患者,男,20 岁,精神分裂症,口服利培酮片治疗。下午活动时,出现双眼向上凝视,不能自行缓解。该患者最可能的并发症是( )

    A. 药源性帕金森综合征   B. 急性肌张力障碍   C. 静坐不能

    D. 迟发性运动障碍   E. 恶性综合征

15. 患者,男,35 岁,抑郁症。入院前 1 周服用大量抗抑郁药自杀,经抢救已脱离危险。目前患者拒食、自责、想再次自杀。目前该患者最适合的治疗是( )

    A. 生物反馈治疗   B. 重复经颅磁刺激治疗   C. 改良电抽搐治疗

    D. 心理治疗   E. 静脉营养

二、多项选择题

1. 锥体外系反应的主要临床表现有( )

    A. 急性肌张力障碍   B. 帕金森综合征   C. 静坐不能

    D. 尿潴留   E. 迟发性运动障碍

2. 心境稳定剂主要包括( )

    A. 奥氮平   B. 丙戊酸钠   C. 碳酸锂

    D. 卡马西平   E. 氟哌啶醇

3. 属于第一代抗精神病药的是( )

    A. 氯氮平   B. 氯丙嗪   C. 奋乃静

    D. 氟哌啶醇   E. 喹硫平

4. 属于第二代抗精神病药的是（　　　）
　　A. 奋乃静　　　　　　　　　B. 氟哌啶醇　　　　　　　　C. 喹硫平
　　D. 齐拉西酮　　　　　　　　E. 氯氮平

5. 使用精神药物治疗的患者，常见护理问题有（　　　）
　　A. 不依从行为　　　　　　　B. 自理缺陷　　　　　　　　C. 便秘
　　D. 睡眠型态改变　　　　　　E. 有感染的危险

6. 有关精神药物治疗的护理措施，描述正确的是（　　　）
　　A. 发药时，确认患者将药物服下
　　B. 口服给药时，尽量将片剂研碎服用，以免患者藏药
　　C. 肌内注射时，须选择肌肉较厚的部位
　　D. 静脉注射给药，速度必须缓慢，密切观察药物不良反应
　　E. 当患者处于兴奋冲动、意识障碍或者不合作时，应强行喂药，以保证患者得到及时的治疗

7. 改良电抽搐治疗的适应证包括（　　　）
　　A. 严重抑郁，有强烈自伤、自杀或明显自责自罪者
　　B. 极度兴奋躁动、冲动、伤人者
　　C. 拒食、违拗者
　　D. 紧张性木僵者
　　E. 精神药物治疗无效或对药物治疗不能耐受者

8. 有关改良电抽搐治疗前护理，描述正确的是（　　　）
　　A. 治疗前 6h 内禁食、禁水
　　B. 保持头发清洁，指甲无指甲油
　　C. 每次治疗前应监测患者的体温、脉搏、呼吸和血压
　　D. 首次治疗前应测量空腹体重
　　E. 治疗开始前排空大小便、取下活动义齿、眼镜、解开领口及腰带

三、名词解释

1. 心境稳定剂　　　　　　　2. 改良电抽搐治疗　　　　　　3. 经颅磁刺激治疗

四、简答题

1. 精神药物包括哪几类？
2. 抗精神病药的治疗作用有哪些？
3. 抗精神病药的常见不良反应有哪些？（至少写出 5 个）
4. 锥体外系反应的主要临床表现有哪些？
5. 抗精神病药不良反应尿潴留的处理措施有哪些？
6. 简述精神药物治疗的常见护理问题。（至少写出 5 个）
7. 简述精神药物的给药护理措施。
8. 改良电抽搐治疗前护理应为患者做哪些准备？

五、案例分析题

患者，女，34 岁。2015 年首次发病，表现为情绪低落、悲伤、哭泣，兴趣减退，对什么事情都提不起兴趣，不愿说话，不愿出门，不愿见人，终日待在家中，甚至听到别人说话就觉得心烦；全身乏力，提不起精神，不想做事；食欲下降，进食量明显减少，体重下降；夜眠差，经常卧床但难以入睡。持续 3 个月后情绪逐渐恢复正常。半年后突然出现兴奋、话多，说话夸大，自认为本事变大，没有自己干不了的事情，见人说不完的话；感觉精力很旺盛，每天不知疲倦地到处跑，声称在"干大事"。花钱大方，乱买东西，家人难以制止；情绪非常容易激动，有人干涉自己就大发脾气，甚至出现冲动毁物行为。发病至今先后 3 次住院治疗。住院期间服药合作，治疗效果好。每次出院后均坚持服药半年左右后停药。本次入院前 1 周言语夸大，透支信用卡冲动

购物,易激惹,与家人及同事多次发生口角,为进一步治疗再次入院。既往体健,入院后体格检查及辅助检查未见明显异常。诊断同前。入院后开始口服碳酸锂及抗精神病药物治疗。

请回答:

碳酸锂治疗的不良反应及处理措施有哪些?

参 考 答 案

一、单项选择题

1. A　　2. D　　3. D　　4. B　　5. B　　6. C　　7. B　　8. E　　9. C　　10. D

11. D　　12. C　　13. B　　14. B　　15. C

二、多项选择题

1. ABCE　　　2. BCD　　　3. BCD　　　4. CDE　　　5. ABCDE

6. ACD　　　7. ABCDE　　　8. ABCDE

三、名词解释

1. 心境稳定剂:既往称为抗躁狂药物,除抗躁狂作用外,对双相情感障碍尚有稳定病情和预防复发的作用,故又称为情感稳定剂。主要包括锂盐(碳酸锂)和抗癫痫药卡马西平、丙戊酸钠、拉莫三嗪、加巴喷丁等。

2. 改良电抽搐治疗:是通电前给予麻醉剂和肌肉松弛剂,使电抽搐治疗过程中患者的痉挛明显减轻或消失,避免骨折、关节脱位等并发症发生的一种治疗方法。

3. 经颅磁刺激治疗:是一种非侵入性的脑刺激,由磁场产生诱发电流,引起脑皮质靶点神经元去极化。

四、简答题

1. 精神药物大致可分为抗精神病药、抗抑郁药、心境稳定剂、抗焦虑药。此外,还有精神振奋药和脑代谢药。

2. 抗精神病药的治疗作用

(1) 抗精神病作用,即抗幻觉、妄想(治疗阳性症状)。

(2) 激活作用(治疗阴性症状和认知缺陷)。

(3) 非特异性镇静作用(控制激越、兴奋、躁动或攻击行为)。

(4) 巩固疗效、预防疾病复发。

3. 抗精神病药的常见不良反应

(1) 锥体外系反应:主要临床表现有急性肌张力障碍、静坐不能、帕金森综合征、迟发性运动障碍。

(2) 代谢内分泌的不良反应:体重增加及糖、脂代谢异常等。

(3) 心血管系统不良反应:直立性低血压、心电图改变和猝死。

(4) 过度镇静。

(5) 胃肠道不良反应。

(6) 尿潴留。

(7) 白细胞减少症。

(8) 恶性综合征。

4. 锥体外系反应的主要临床表现

(1) 急性肌张力障碍:是最常见的锥体外系反应早期症状,表现为个别肌群突发的持续痉挛和异常的姿势,症状持续时间从数秒至数小时,多反复出现。当急性肌张力障碍出现时,常伴有焦虑、烦躁、恐惧等情绪以及自主神经症状。

(2) 静坐不能:多发生在服药后 1~2 周,发生率约为 20%。轻者主观感受心神不宁,腿有不安宁感觉,不能静坐,感到不安。症状明显时出现坐起躺下,来回走动,焦虑,易激惹,烦躁不安,恐惧。少数严重者出现激越、冲动性自杀企图。需注意与精神症状加剧状态鉴别。

(3)帕金森综合征:最为常见。女性比男性更常见,老年患者常见。表现为静止性震颤,以上肢远端多见,如手部的节律性震颤呈"搓丸样"动作;其次还表现为肌张力增高,出现肌肉僵直,呈现"面具样脸",走路呈"慌张步态",严重者可出现吞咽困难、构音困难、全身性肌强直,类似木僵;有的表现为运动不能,自发活动少,姿势少变,行走时上肢的摆动减少;自主神经功能紊乱,流涎、多汗及皮脂溢出。

(4)迟发性运动障碍:临床表现为长期应用抗精神病药物后,出现异常不自主运动的综合征。主要表现为有节律或不规则、不自主的异常运动,以口、唇、舌、面部不自主运动最为突出,称为"口-舌-颊三联症"。有时伴有肢体或躯干的舞蹈样运动,表现为吸吮、舐舌、鼓腮、躯干或四肢舞蹈或指划样动作。其严重程度波动不定,睡眠时消失、情绪激动时加重。迟发性运动障碍最早的体征常是舌或口唇周围的轻微震颤或蠕动。由于剂量调整不如口服药及时,长效制剂发生迟发性运动障碍可能性较大,第一代药物比第二代药物更为明显。

5. 抗精神病药不良反应尿潴留的处理措施

(1)鼓励患者尽力自行排尿,或采取物理的方法诱导排尿。

(2)遵医嘱给予新斯的明 10~20mg 口服,3 次/d。若无效时,可遵医嘱行导尿术。

(3)做好心理疏导,耐心安慰患者,消除紧张情绪,对曾经发生过此类症状的患者,更应加强宣教工作。

(4)护士要密切观察患者的排尿情况,及时发现不适,记录处理情况。

6. 精神药物治疗的常见护理问题

不依从行为 与缺乏自知力、拒绝服药或不能耐受不良反应等因素有关。

卫生/进食/如厕自理缺陷 与药物不良反应、运动障碍、活动迟缓等因素有关。

便秘 与药物不良反应、活动减少等因素有关。

睡眠型态改变:失眠/嗜睡 与药物不良反应、过度镇静等因素有关。

有感染的危险 与药物不良反应所致的白细胞减少、过敏性皮炎等因素有关。

有受外伤的危险 与药物不良反应所致的步态不稳、共济失调、直立性低血压等因素有关。

焦虑 与知识缺乏、药物不良反应等因素有关。

知识缺乏:缺乏疾病、药物和预防保健相关的知识。

有对自己、他人施行暴力行为的危险 与药物不良反应所致的激越、焦虑、难以耐受不良反应等因素有关。

7. 精神药物的给药护理措施

(1)发药时,确认患者将药物服下,提防患者弃药、藏药、吐药。

(2)口服给药时,长效缓释片不可研碎服用,以免降低药效。

(3)肌内注射时,须选择肌肉较厚的部位,注射时进针应深,并要两侧交替,注射后勿揉擦。使用长效针剂者可选择"Z"字形注射法,减少药液外溢。

(4)静脉注射给药,速度必须缓慢,密切观察药物不良反应。

(5)治疗期间应密切观察病情,注意药物不良反应,倾听患者的主诉,发现问题及时与医生沟通。

(6)当患者处于兴奋冲动、意识障碍或者不合作时,不可强行喂药,可通知医生改变给药方式,以肌内注射为宜,也可选择口崩片或水溶剂。

8. 改良电抽搐治疗前患者的准备

(1)详细的体格检查及必要的理化检查,如血常规、血生化、血电解质、心电图、脑电图、胸部和脊柱 X 线片等。

(2)获取知情同意书。

(3)治疗前 8h,遵医嘱停用抗癫痫药和抗焦虑药,或治疗期间避免使用这些药物。治疗期间应用的抗精神病药或抗抑郁药或锂盐,应采用较低剂量。

(4)治疗前禁食、禁水 4h 以上。

(5) 保持头发清洁,指甲无指甲油。

(6) 每次治疗前测体温、脉搏、血压,如有异常及时向医生汇报。首次治疗前应测量空腹体重。

(7) 排空大小便、取出活动义齿、解开领口及腰带,取下发卡、眼镜。

五、案例分析题

碳酸锂治疗的不良反应:早期不良反应表现为无力、疲乏、嗜睡、手指震颤、厌食、上腹不适、恶心、呕吐、稀便、腹泻、多尿、口干等。后期不良反应是持续多尿、烦渴、体重增加、甲状腺肿大、黏液性水肿、手指细震颤。粗大震颤提示血药浓度已接近中毒水平。女性患者可引起甲状腺功能减退。锂中毒先兆表现为呕吐、腹泻、粗大震颤、抽动、呆滞、困倦、眩晕、构音不清和意识障碍等。中毒症状包括共济失调、肢体运动协调障碍、肌肉抽动、言语不清和意识模糊,重者昏迷、死亡。

处理措施:

(1) 用药前,护士要全面评估检查患者的躯体、肝功能、肾功能情况,完善各项常规检查,熟知血、尿检测指标值的情况,做到心中有数。

(2) 用药过程中,护士应鼓励患者多饮水,多吃咸一些的食物,以增加钠的摄入(锂离子与钠离子在近曲小管竞争重吸收,增加钠摄入可促进锂排出)。

(3) 护士应密切观察患者的进食、日常活动及其用药后反应,及时识别早期先兆表现,发现异常情况及时记录并报告医生。

(4) 密切监测血锂浓度的变化,一般不宜超过 1.4mmol/L,发现异常及时提示医生停、减药物。

(5) 做好对患者的卫生宣教工作,如碳酸锂中毒反应的早期表现及预防方法,督促患者主动配合服药。

(6) 对上述不良反应能耐受者可不做特殊处理,不能耐受者应遵医嘱减药或换药。

(7) 一旦出现毒性反应需立即停用锂盐,大量给予生理盐水或高渗钠盐加速锂的排泄,或进行血液透析,一般无后遗症。

(张海娟)

NURSING

第十六章

心理治疗及其在护理中的应用

实 践 指 导

【实践目的】

1. 掌握 支持性心理治疗技术。
2. 熟悉 与护理工作相关的心理治疗技术;心理治疗的原则。
3. 了解 心理治疗的形式;常用的心理治疗方法。

【实践地点】

精神病专科医院、综合医院精神科或心理科病房。

【实践内容】

1. 在带教老师带领下参观精神科病房设置,进入病区参观,由病区指定带教老师介绍病区基本情况与收治病种。
2. 学习心理治疗的基本知识后,带教老师介绍精神障碍患者心理治疗的形式与种类及护理要求,强调实习重点。
3. 带教老师选取 1 个典型案例,示教与护理工作相关的支持性心理治疗技术,学生分组练习。
4. 带教老师总结学生在实践过程中遇到的问题,指导临床护理工作中应注意的事项。

【实践用物】

1. 心理治疗室内环境设施 符合心理治疗室要求,让学生能观摩学习心理治疗工作过程。
2. 病历资料 供学生查阅患者的基本资料、相关治疗、检查及记录。
3. 标准化评估量表 供学生与患者访谈时进行症状评估。

【实践方法】

1. 集中示教 理论课结束后由带教老师介绍实践课安排、学习内容和具体方法。重点讲解精神障碍患者心理治疗的形式及种类、常用心理治疗技术、各类患者心理治疗方法及护理。

2. 分组观摩　将学生分为 6~8 人一组,带教老师选择典型病例示教临床护理工作中常用的心理治疗技术及护理措施。

3. 分组实践　带教老师准备 2~3 个典型病例,学生运用所学心理治疗的知识进行角色扮演,模拟护患交流练习支持性心理治疗技术,学会如何与患者进行治疗性沟通。

4. 总结与指导　带教老师总结分析学生实践过程中存在的问题,指导学生心理治疗相关的护理要点。

5. 布置家庭作业　学生根据自己的实践经历及老师的指导,撰写实践报告。

学 习 指 导

【知识点导图】

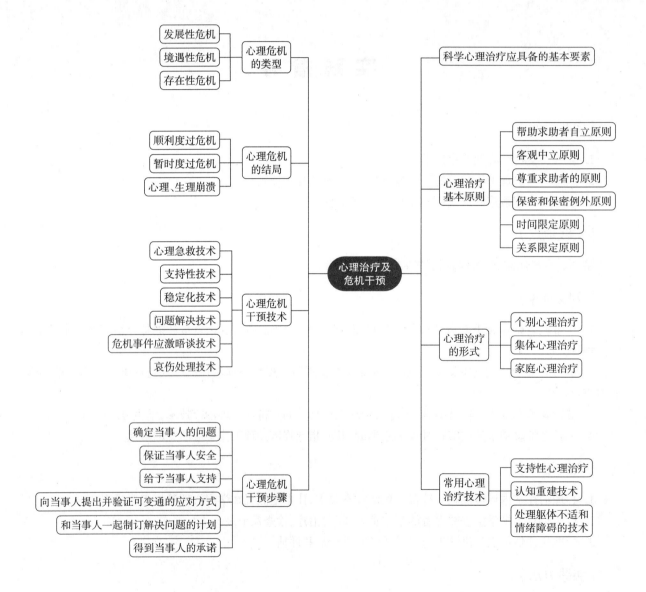

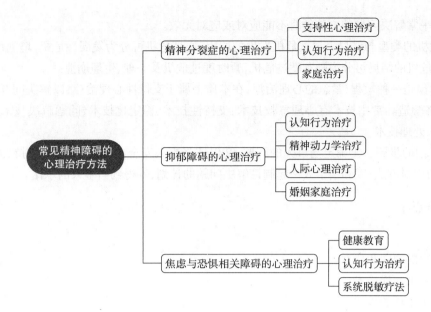

【学习小结】

1. 心理治疗是医生、心理治疗师利用精神医学及心理学的原理,通过言语、表情、举止行为及特意安排的情境,积极影响患者或来自普通人群的"来访者",以帮助他们采取正确的应对方式解决学习、工作、生活等方面的心理问题,从而能更好地适应内外环境的变化,保持心理和生理健康,具有良好的社会适应能力。

2. 心理治疗的形式　个别心理治疗、集体心理治疗和家庭心理治疗。

3. 心理治疗的原则　帮助求助者自立原则、客观中立原则、尊重求助者的原则、保密和保密例外原则、时间限定原则与关系限定原则。

4. 常用心理治疗技术　心理治疗技术是指为了实现心理治疗目标而使用的具体方法和程序。

(1) 支持性心理治疗:①倾听技术;②提问技术;③鼓励技术;④内容反应技术;⑤情感反应技术;⑥面质技术;⑦解释技术。

(2) 认知重建技术:是通过识别患者非理性的信念并加以纠正,从而帮助其更好地适应环境变化,正确应对各种生活事件。

(3) 处理躯体不适和情绪障碍的技术:主要有放松训练、冥想和系统脱敏疗法等。

5. 精神分裂症常用心理治疗　支持性心理治疗、认知行为治疗和家庭治疗。

6. 精神分裂症不同时期心理治疗特点

(1) 急性期以支持性心理治疗为主,及时对家庭成员进行健康教育。

(2) 巩固期给予个体化的心理治疗,以巩固疗效、减少疾病复发。

(3) 维持期关注功能恢复和预防复发,主要包括针对物质滥用、减少残留症状和伴发症状的心理干预;针对就业、教育和社会活动有关的心理干预。

7. 抑郁障碍的心理治疗　认知行为治疗、精神动力学治疗、人际心理治疗及婚姻家庭治疗等。心理治疗适用于轻度到中度抑郁症、孕产妇和药物不耐受等特殊患者的治疗,也可与抗抑郁药物治疗联合应用于不同严重程度抑郁症的治疗。

8. 焦虑与恐惧相关障碍的心理治疗　心理治疗是治疗焦虑与恐惧相关障碍的有效选择,常用的心理治疗方法有健康教育、认知行为治疗和系统脱敏疗法。

9. 判定心理危机的三项标准

(1) 存在具有重大心理影响的事件。

(2) 个体有急性情绪紊乱或认知功能、生理功能和行为等方面的改变,但不符合精神疾病的诊断。

（3）个体用平常解决问题的方法暂时不能应对或应对无效。

10. 心理危机的类型与结局　根据危机发生的原因,心理危机可分为发展性危机、境遇性危机和存在性危机三种类型;危机的结局可分为顺利度过危机,暂时度过危机及心理、生理崩溃。

11. 危机干预是一种短程、紧急的心理治疗,在本质上属于支持性心理治疗,以解决问题为主,一般不涉及当事人的人格塑造。常用技术有心理急救技术、支持性技术、稳定化技术、问题解决技术、危机事件应激晤谈技术和哀伤处理技术。

12. 危机干预的步骤　①确定当事人的问题;②保证当事人安全;③给予当事人支持;④向当事人提出并验证可变通的应对方式;⑤和当事人一起制订解决问题的计划;⑥得到当事人的承诺。

【重点与难点】

1. 重点
（1）心理治疗的原则和要素。
（2）支持性心理治疗技术。
（3）心理危机干预的步骤。
（4）常见精神障碍的心理治疗方法。

2. 难点
（1）精神分裂症、抑郁障碍和焦虑与恐惧相关障碍的心理治疗方法。
（2）心理危机干预的技术与步骤。

测 试 题

一、单项选择题

1. 心理治疗的基础是（　　　）
　A. 良好的人际交往技术　　　　　　　　B. 明确的心理诊断技术
　C. 高超的心理治疗技术　　　　　　　　D. 良好的治疗关系
　E. 高超的心理咨询技术

2. 支持性心理治疗的方法**不包括**（　　　）
　A. 倾听　　　　　B. 解释　　　　　C. 安慰　　　　　D. 鼓励　　　　　E. 移情

3. 某患者因身体不适引起焦虑来到心理门诊。心理医生态度亲切,在患者心目中也有很高的威望。在详细了解病史、周密检查后,医生很肯定地回答了患者的疑惑,认为患者的躯体症状是功能性而非严重器质性疾病导致的,这减轻了患者的焦虑,唤起了患者的信心和希望。心理医生给予患者的心理支持称为
（　　　）
　A. 解释　　　　　B. 鼓励　　　　　C. 教育　　　　　D. 保证　　　　　E. 暗示

4. 广泛性焦虑障碍的心理治疗中,一线治疗方式是（　　　）
　A. 认知行为治疗　　　　　B. 心理动力学治疗　　　　　C. 正念减压治疗
　D. 放松治疗　　　　　　　E. 家庭治疗

5. 护士为取得患者的密切合作,必须首先维护患者的（　　　）
　A. 个人尊严　　　　　B. 社会地位　　　　　C. 日常习惯
　D. 个人嗜好　　　　　E. 主观意愿

6. 松弛疗法属于（　　　）
　A. 精神分析治疗　　　　　B. 行为治疗　　　　　C. 认知治疗
　D. 人本主义疗法　　　　　E. 正念减压治疗

7. 某来访者的丈夫意外身亡,患者至今不肯相信这个事实,不停地向治疗师诉说自己与丈夫的点点滴滴,此时治疗师应(　　)

    A. 不停地告诉来访者这个事实,让她不得不承认

    B. 提醒来访者要向前看

    C. 认真倾听直到来访者自己停下来

    D. 找件事让来访者哭,宣泄情绪

    E. 要求家人多陪伴她

8. 某来访者喜欢收集女性用品,咨询师使用了厌恶疗法。厌恶疗法对靶症状的要求是(　　)

    A. 复杂,且广泛　　　　　　　　　　　B. 复杂,但具体

    C. 单一,而具体　　　　　　　　　　　D. 单一,但广泛

    E. 复杂,不广泛

9. 某来访者认为"除非我做得最出色,否则,我就是一个没用的人"反映的是认知歪曲中的(　　)

    A. 任意推断　　　　　　　　　　　　B. 选择性概况

    C. 过度引申　　　　　　　　　　　　D. 夸大

    E. 全或无的思维

10. 某幼儿怕狗,治疗开始后,治疗师让他在吃糖果的同时,看狗的照片,谈狗的趣事,之后看远处关在笼子里的狗,然后再分次逐渐走近狗笼(或将狗笼移近)直至消除害怕狗的情感反应,这样的治疗是运用了(　　)

    A. 放松训练原理　　　　　　　　　　B. 自信训练原理

    C. 渐进治疗原理　　　　　　　　　　D. 系统脱敏原理

    E. 操作性条件反射原理

二、多项选择题

1. 心理治疗的基本过程包括(　　)

    A. 起始阶段　　　　　　　　　　　　B. 心理诊断阶段

    C. 帮助和改变阶段　　　　　　　　　D. 结束阶段

    E. 康复阶段

2. 属于非言语行为的是(　　)

    A. 目光的接触与转移　　　　　　　　B. 面部表情的变化

    C. 鼓励与重复　　　　　　　　　　　D. 不同身体姿势的运用

    E. 手势的运用

3. 属于认知治疗基本技术的是(　　)

    A. 识别自动性想法　　　　　　　　　B. 识别认知性错误

    C. 真实性检验　　　　　　　　　　　D. 满贯疗法

    E. 认知自控法

4. 心理危机干预的原则包括(　　)

    A. 针对性原则　　　　　　　　　　　B. 支持性原则

    C. 行动性原则　　　　　　　　　　　D. 保密性原则

    E. 适宜性原则

5. 危机评估的内容有(　　)

    A. 认知状态　　　　　　　　　　　　B. 情绪状态

    C. 意志行为　　　　　　　　　　　　D. 应对方法、资源和支持系统

    E. 既往经历

三、名词解释

1. 心理治疗   2. 内容反应技术   3. 系统脱敏

4. 心理危机

四、简答题

1. 科学心理治疗应具备哪些要素?

2. 与护理工作相关的支持性心理治疗技术包括哪些?

3. 常见的非理性信念有哪些?

4. 问题解决技术的实施步骤有哪些?

5. 危机干预的步骤有哪些?

参 考 答 案

一、单项选择题

1. D   2. E   3. A   4. A   5. A   6. B   7. C   8. C   9. E   10. D

二、多项选择题

1. ABCD   2. ABDE   3. ABCE   4. ABCDE   5. ABCDE

三、名词解释

1. 心理治疗:是医生、心理治疗师利用精神医学及心理学的原理,通过言语、表情、举止行为及特意安排的情境,积极影响患者或来自普通人群的"来访者",以帮助他们采取正确的应对方式解决学习、工作、生活等方面的心理问题,从而能更好地适应内外环境的变化,保持心理和生理健康,具有良好的社会适应能力。

2. 内容反应技术:也称释义或说明,是指治疗者把患者的言语与非言语的思想内容加以概括、综合与整理后,再用自己的言语反馈给患者。

3. 系统脱敏:是指通过让患者循序渐进地接触、适应原先会引起焦虑等不良体验的情景,对由于条件化作用而形成的症状行为逐步进行"反条件化"。

4. 心理危机:是指个体在面临自然环境、社会环境或个人的重大事件时,由于无法通过自己的力量控制和调节自己的感知与体验,所出现的情绪与行为的严重失衡状态。

四、简答题

1. (1) 由接受过医学或心理学的系统学习,通过考试或培训取得国家特定资质的人员,如医师、临床心理学工作者实施。

(2) 在专门的医疗机构、场所实施。

(3) 以助人、促进健康为目的,不损害患者身心健康和社会利益。

(4) 遵守技术规范和伦理原则,并符合法律的要求。

(5) 掌握适应证和禁忌证,不滥用、误用。

(6) 对治疗过程及其后果能够控制、查验,进行合理解释,能及时发现和处理副作用。

(7) 采用的方法有坚实的理论基础和循证研究依据,不使用超自然理论。

2. ①倾听技术;②提问技术;③鼓励技术;④内容反应技术;⑤情感反应技术;⑥面质技术;⑦解释技术。

3. (1) 非黑即白的思维方式。

(2) 灾难化的思维。

(3) 情绪化推理。

(4) 戴有色眼镜看事物。

(5) 自我指向。

4.（1）通过会谈帮助当事人疏泄被压抑的情绪情感。

（2）协助当事人认识和理解危机发展的过程及与诱因的关系。

（3）引导当事人学习问题解决技巧和应对方式。

（4）帮助当事人建立新的人际交往关系。

（5）鼓励当事人积极面对现实、关注社会支持系统的作用。

5.（1）确定当事人的问题。

（2）保证当事人安全。

（3）给予当事人支持。

（4）向当事人提出并验证可变通的应对方式。

（5）和当事人一起制订解决问题的计划。

（6）得到当事人的承诺。

（吴洪梅）

NURSING

第十七章

精神障碍患者的社区护理及家庭护理

实 践 指 导

【实践目的】

1. 掌握 护理程序在精神障碍患者社区护理中的应用；精神障碍患者的社区康复及护理。
2. 熟悉 精神障碍患者的家庭护理。
3. 了解 社区精神卫生护理工作的范围。

【实践地点】

精神障碍患者社区康复机构。

【实践内容】

1. 参观社区康复机构，了解社区康复机构的组成部门及社区康复的工作体系。
2. 了解社区精神障碍患者的护理特点及社区精神卫生护理工作的范围，熟悉精神疾病三级预防的护理工作内容。
3. 运用护理程序为精神障碍患者实施社区康复护理，掌握精神障碍患者社区康复的目的、原则、内容和注意事项。
4. 掌握精神障碍患者家庭护理的具体措施。

【实践用物】

1. 会议室/访谈室 供学生与患者进行访谈，老师进行示教等。
2. 病历资料 供学生查阅患者的基本资料、相关治疗、检查及记录。
3. 社区康复机构环境设施 符合安全要求，让学生能观摩学习社区康复工作过程。

【实践方法】

1. 集中示教 精神障碍患者的社区护理及家庭护理的理论学习后安排社区实践。由社区康复机构的带教老师统一讲解实践学习的注意事项，介绍社区康复机构的各个部门及各部门的主要工作，使学生了解社区精神障碍患者的护理特点及社区精神卫生护理工作的工作范围及工作方法。

2. 分组观摩 将学生分为 8~12 人一组,分组讲解精神障碍患者社区护理与家庭护理的具体实施方法并观摩老师的实施过程。

3. 分组实践 每组学生在老师指导下完成一个案例的具体实施,然后分组讨论总结在实施社区护理与家庭护理过程中的体会与心得。

4. 总结与指导 带教老师总结分析学生实践过程中存在的问题并指导学生为社区精神障碍患者实施康复护理及家庭护理的要点。

5. 布置家庭作业 学生根据自己的实践经历及老师的指导,按照护理程序,以实践的案例为蓝本,写一份详细的实践报告。

学 习 指 导

【知识点导图】

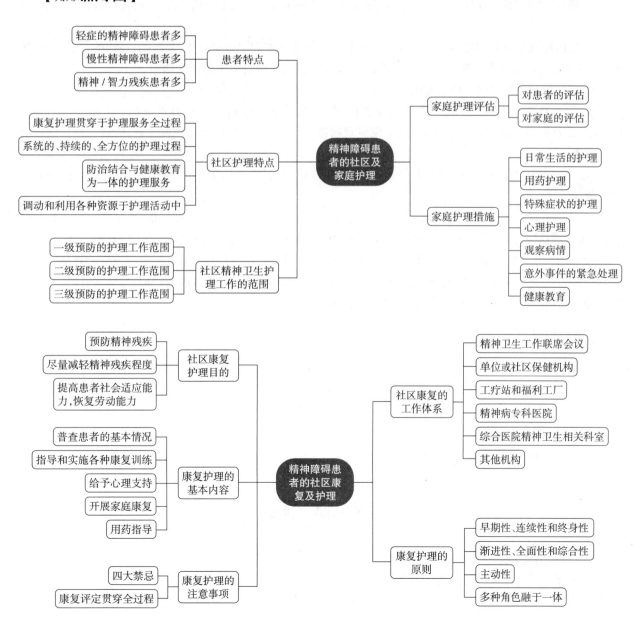

【学习小结】

1. 社区中精神障碍患者的特点 轻症的精神障碍患者、慢性精神障碍患者、精神残疾和智力残疾的患者较多。

2. 精神障碍防治的三个层次

(1) 一级预防:预防精神障碍的发生。

(2) 二级预防:及时发现与治疗已发病者,争取良好预后,预防复发。

(3) 三级预防:促进慢性病患者的康复,减少、减轻功能残疾的发生。

3. 精神障碍社区康复的目的 预防精神残疾的发生;尽量减轻精神残疾程度;提高精神残疾患者的社会适应能力,恢复劳动能力。

4. 精神障碍康复护理的基本内容 普查社区内精神障碍患者的基本情况;指导和实施各种康复训练;给予精神障碍患者良好的心理支持;开展家庭康复;精神障碍患者的用药指导。

5. 精神障碍患者社区康复护理的注意事项 精神障碍患者康复过程中的四大禁忌;评定贯穿康复护理全过程,主要从精神症状是否已经消失,自知力是否全部恢复,工作与生活能力是否恢复三个方面进行判断。

6. 精神障碍康复护理的原则 早期性、连续性和终身性;渐进性、全面性和综合性;主动性;多种角色融于一体。

7. 社区慢性精神障碍患者的护理特点 康复护理贯穿于护理服务全过程;系统的、持续的、全方位的护理过程;防治结合与健康教育为一体的护理服务;调动和利用各种资源于护理活动中。

8. 社区精神卫生护理工作的范围

(1) 一级预防的护理工作范围:包括健康教育、咨询、促进精神健康的工作、特殊预防工作等。

(2) 二级预防的护理工作范围:包括早期发现精神障碍患者、及时帮助和护理患者、确认与精神健康有关的因素。

(3) 三级预防的护理工作范围:包括防止病残、康复护理、日常生活指导、督促巩固和维持治疗、做好管理工作等。

9. 精神障碍社区康复的工作体系 目前,我国精神障碍社区康复的工作体系包括:精神卫生工作联席会议;单位或社区保健机构;工疗站和福利工厂;精神病专科医院;综合医院精神卫生相关科室;其他机构。

10. 护理程序在精神障碍患者家庭护理中的应用 护理评估包括对患者及其家庭两方面的评估。主要护理措施包括个人卫生、饮食、睡眠、居室布置、安全防范等日常生活的护理;用药护理;特殊症状的护理;心理护理;观察病情;意外事件的紧急处理;健康教育等。

【重点与难点】

1. 重点

(1) 护理程序在精神障碍患者家庭护理中的应用。

(2) 精神障碍患者社区康复的目的、基本内容与注意事项。

(3) 精神障碍患者康复护理的原则。

2. 难点 精神障碍患者的家庭护理。

测 试 题

一、单项选择题

1. **不属于**慢性精神障碍患者的特点的是(　　　　)

　　A. 人际交往障碍　　　　　　　B. 心理应变能力下降　　　　　　C. 社会功能受损

D. 意识障碍　　　　　　　　E. 日常生活能力下降

2. 社区精神卫生服务的核心思想是( )

　　A. 将服务的重点由医院转向家庭

　　B. 组织和协调相关部门的力量,进行宏观调控

　　C. 将服务的重点从传统的精神病院内治疗转向以社区为基础的康复治疗

　　D. 结合患者的特点制订合适的康复计划和护理措施

　　E. 进行长期的、可持续发展的计划

3. 现行《中华人民共和国精神卫生法》的颁布时间是( )

　　A. 2012 年 10 月 26 日　　　　B. 2015 年 6 月 4 日　　　　C. 2004 年 9 月 30 日

　　D. 1986 年 5 月 8 日　　　　　E. 1992 年 11 月 3 日

4. 社区精神卫生服务的关键技术是( )

　　A. 统一管理　　　　　　　　B. 个案管理　　　　　　　　C. 建立健康档案

　　D. 小组管理　　　　　　　　E. 医院管理

5. 社区慢性精神障碍患者中最多见的精神疾病是( )

　　A. 精神分裂症　　　B. 抑郁障碍　　　C. 躁狂症　　　D. 双相障碍　　　E. 老年痴呆

6. 社区精神卫生一级预防的内容**不包括**( )

　　A. 健康教育　　　　　　　　B. 健康咨询　　　　　　　　C. 促进精神健康的工作

　　D. 特殊预防工作　　　　　　E. 防止病残

7. 精神障碍社区康复的最基本原则是( )

　　A. 全员接纳　　　B. 共同参与　　　C. 可持续发展　　　D. 赋权　　　E. 全面康复

8. 康复的目标和方向是( )

　　A. 功能训练　　　B. 回归家庭　　　C. 回归社会　　　D. 防止复发　　　E. 全面康复

9. 关于精神障碍患者康复工作的描述,说法**错误**的是( )

　　A. 需要患者、家庭成员、朋友、社会人士与医务人员的密切配合

　　B. 康复措施必须贯穿于院外、院内的全部医疗过程中

　　C. 康复措施必须延伸到社会中去

　　D. 必须发展以社区为基础的康复

　　E. 在我国,应逐渐放弃以医院为基地的康复

10. 社区精神卫生最基本的服务形式是( )

　　A. 精神疾病的社区医疗　　　　　　　B. 精神疾病的流行病学调查

　　C. 精神疾病的社区康复　　　　　　　D. 培训基层精神卫生保健人员

　　E. 精神疾病的社区管理

11. 关于精神康复主要内容的描述,说法**错误**的是( )

　　A. 生活技能训练包括人际交往技能、解决问题技能、应对应激技能等

　　B. 使患者了解药物对预防与治疗的重要意义,自觉接受药物治疗

　　C. 使患者学习有关精神药物的知识,学会自己用药,自己管理自己而不需向医生求助

　　D. 使患者了解精神药物的作用和不良反应,能进行简单处理

　　E. 使患者学会自我管理技能,必要时仍需向医生寻求帮助

12. 社区精神卫生三级预防的主要目标是( )

　　A. 去除精神疾病　　　　　B. 去除危险因素　　　　　C. 精神疾病急性期治疗

　　D. 特殊预防工作　　　　　E. 减少精神残疾

13. 患者,男,75 岁,脑梗死 3 年。患者渐出现脑衰弱综合征,情感脆弱、易伤感、失眠、思维迟钝、记忆力下降、学习新知识能力下降等症状。有关的家庭护理措施中,描述**不正确**的是( )

    A. 环境舒适,墙壁颜色鲜明

    B. 鼓励患者回忆往日的经历

    C. 减少白天睡眠时间,保证晚上的睡眠

    D. 经常变换作息时间,训练大脑功能

    E. 帮助患者确认现实的地点、时间,维持对现实的辨识能力

14. 社区精神疾病患者安全护理的内容**不包括**( )

    A. 自伤、自杀行为的护理　　　B. 攻击暴力行为的护理　　　C. 危险物品的护理

    D. 出走行为的护理　　　E. 睡眠的护理

15. 对社区精神障碍患者环境适应能力的评估**不包括**( )

    A. 学习工作能力　　　B. 语言能力　　　C. 自我控制保护能力

    D. 社交活动　　　E. 自知力

二、多项选择题

1. 精神康复的主要任务是( )

    A. 生活技能训练　　　B. 社会心理功能康复

    C. 药物自我管理能力训练　　　D. 学习求助医生的技能

    E. 消除控制症状

2. 精神障碍社区康复的目的是( )

    A. 预防精神残疾的发生　　　B. 尽量减轻精神残疾的程度

    C. 使患者心情保持舒畅　　　D. 提高精神残疾患者的社会适应能力

    E. 促使患者恢复健康

3. 精神障碍康复护理的原则是( )

    A. 长期性、系统性　　　B. 早期性、连续性和终身性

    C. 渐进性、全面性、综合性　　　D. 主动性

    E. 多重角色融于一体

4. 精神障碍患者康复中的禁忌是( )

    A. 忌文娱活动　　　B. 忌盲目停药　　　C. 忌生活无序

    D. 忌情绪波动　　　E. 忌孤独离群

5. 精神障碍患者康复期,护理评估的内容包括( )

    A. 精神症状是否已消失　　　B. 自知力是否全部恢复

    C. 工作与生活能力是否恢复　　　D. 是否能自觉规律服药

    E. 是否能与他人和睦相处

6. 社区精神卫生二级预防的内容包括( )

    A. 早期发现精神障碍患者　　　B. 及时帮助和护理精神障碍患者

    C. 确认与精神健康有关的因素　　　D. 康复护理

    E. 巩固和维持治疗

7. 社区精神障碍患者的家庭评估内容包括( )

    A. 家庭结构　　　B. 家庭功能　　　C. 家庭环境

    D. 家庭成员的精神健康水平　　　E. 家庭隐私

三、名词解释

1. 社区精神卫生护理　　　2. 家庭护理　　　3. 社区康复

4. 精神康复

四、简答题

1. 简述精神障碍防治的三个层次及其护理工作范围。

2. 精神障碍康复护理的基本内容有哪些?

3. 护士从哪些方面评定患者的康复程度?

4. 精神障碍患者家庭护理的内容有哪些?

五、案例分析题

患者,女,14 岁,2 年前无明显诱因出现孤僻懒散,不愿与同学交流,总是发呆,有时一个人蹲在角落持续 1~2h,偶有无故自笑。曾凌晨 5 点起床往楼道泼水,称有人在楼梯,无法继续上学。洗澡、刷牙、吃饭等日常生活都要家人督促才能完成。随母亲出门看到别人在说话,就说“笑,笑,笑什么,是不是又在笑我”。随后患者渐出现脾气大,时有大叫,母亲问其原因时说“你怎么怪我”,时有踢打母亲,傻笑。有时说:“妈妈,我不想活了,要去死”,曾先后 4 次因父母责骂而离家,均被家属找回。5d 前自行用菜刀割腕。家属为求进一步治疗入院,门诊以“精神分裂症”收住院。医生予以“阿立哌唑片 5~25mg/d,舍曲林片 50mg/d,丙戊酸钠缓释片 200mg/d”治疗 1 月余,患者幻觉、妄想症状缓解,其他情况未见明显好转。因患者想要回学校上学,遂办理出院。患者出院后在母亲监督下服药,无明显自言自语,时有自笑,个人生活可自理。患者出现尿床后,家属自行将药物减量。回学校上学 3d 后未坚持上学。

请回答:

若该患者出院后入住你所在社区,请根据护理程序制订该患者社区护理的具体实施方案。

参 考 答 案

一、单项选择题

| 1. D | 2. C | 3. A | 4. B | 5. A | 6. E | 7. A | 8. E | 9. E | 10. C |

| 11. C | 12. E | 13. D | 14. E | 15. E |

二、多项选择题

| 1. ABCD | 2. ABD | 3. BCDE | 4. BCDE | 5. ABC |

| 6. ABC | 7. ABCD |

三、名词解释

1. 社区精神卫生护理:是精神科护理学的一项重要内容,是应用精神病学、护理学和其他行为科学的理论、技术和方法,在一定地域内开展精神障碍的预防与护理,促进患者的康复,提高他们的社会适应能力,并维护该地区正常人群的精神健康的精神卫生服务工作。

2. 家庭护理:是以家庭系统为单位,把家庭看成一个整体,并在特殊环境中进行心理治疗、康复治疗及护理的过程。

3. 社区康复:是指通过多种方法使有需求的人在社区生活中获得平等服务的机会。

4. 精神康复:是指联合和协同应用医学方法、社会干预、教育和职业训练等方法,消除精神症状,使缺损的社会功能得以恢复。

四、简答题

1.(1) 精神障碍防治的三个层次

1)一级预防:预防精神障碍的发生。

2)二级预防:及时发现与治疗已发病者,争取良好预后,预防复发。

3)三级预防:促进慢性病患者的康复,减少、减轻功能残疾的发生。

(2) 三个层次的护理工作范围

1)一级预防的护理工作范围:包括健康教育、咨询、促进精神健康的工作、特殊预防工作等。

2)二级预防的护理工作范围:包括早期发现精神障碍患者、及时帮助和护理患者、确认与精神健康有关的因素。

3）三级预防的护理工作范围：包括防止病残、康复护理、日常生活指导、督促巩固和维持治疗、做好管理工作等。

2. (1) 普查社区内精神障碍患者的基本情况。

(2) 指导和实施各种康复训练。

(3) 给予精神障碍患者良好的心理支持。

(4) 开展家庭康复。

(5) 精神障碍患者的用药指导。

3. (1) 精神症状是否已经消失。

(2) 自知力是否全部恢复。

(3) 工作与生活能力是否恢复。

4. (1) 日常生活护理。

(2) 用药护理。

(3) 特殊症状的护理。

(4) 心理护理。

(5) 观察病情。

(6) 意外事件的紧急处理。

(7) 健康教育。

五、案例分析题

【护理评估】

1. 患者的评估

(1) 生理功能：患者出现尿床。

(2) 心理(精神状况)功能：患者幻觉、妄想基本消失，仍有脾气大，不会正确表达自己的情绪，对自己的状况认识不够，对未来的生活没有具体打算。

(3) 治疗状况：口服药物治疗，家属自行减量。

(4) 求医过程：患者病程2年余，住院治疗1月余，症状未完全缓解，因患者想继续上学而办理出院。

(5) 社会功能：患者日常生活能力下降，懒散，个人卫生料理需有人督查。人际交往能力、职业能力与学习能力等均有不同程度的受损。

2. 家属评估　父母对患者的疾病没有正确的认知，对患者的维持治疗不能坚持。

3. 社区评估　社区对精神卫生比较重视，但是居民包括精神疾病患者的家属对该类疾病接受度不高，担心患者会对他们造成伤害，不少居民都会有意躲避。

【护理诊断】

1. 有伤人的危险　与减药可能导致精神症状复发、控制冲动能力弱等有关。

2. 有自杀的危险　与减药可能导致精神症状复发、消极观念等有关。

3. 社会交往障碍　与不能正确地自我评价、妄想、情感障碍、缺乏人际沟通技巧有关。

4. 家庭健康自我管理无效　与家属药物知识缺乏、自行减药等有关。

【护理措施】

1. 对患者的护理措施

(1) 日常生活护理：指导患者合理安排日常生活，护理患者的躯体与精神问题。对患者进行评估后，根据患者的实际情况，与医生、患者及家属一起制订个体化的治疗康复计划，定期家访，督导执行，评估疗效，适时调整改进。

(2) 安排康复场所：安排患者进入中途宿舍、康复之家或庇护工厂之类的康复场所接受康复治疗，使其平稳过渡到正常的社区生活。

(3) 指导社会功能康复：包括生活技能训练、职业技能训练、人际交往训练、应对应激技能训练、认知技能训练等。

(4) 特殊精神症状的护理:指导患者正确处理自己的情绪,告知患者幻觉、妄想出现时如何寻求帮助。指导家属与邻居如何与患者相处,避免激惹患者。

(5) 安全防范:患者的行为受精神症状影响,所以必须注意安全防范,时刻警惕,不能疏忽,既要防患者自杀又要防其伤人,对有自杀、自伤、伤人毁物倾向者应 24h 监护。患者居住的环境中不能有危险物品。患者房间里不能有刀、剪、利器等危险品,患者的皮带应由家属保管,患者的洗脸毛巾尽量用短的毛巾或方巾。每周对患者的房间进行一次安全检查,家属要将危险品收藏好,不让患者轻易拿到,防止发生意外。保管好治疗药物。

(6) 健康教育:定期进行集体心理辅导,鼓励患者之间交流康复成功的经验。也可以进行个别辅导,发放健康教育宣传材料,介绍精神卫生知识。

2. 对家庭的护理措施

(1) 对家属的健康教育:了解家属的精神状况,对疾病的态度,纠正家属对疾病的不良认知和对患者的不良态度,协助处理家属的心理问题,教会家属识别与处理一些常见的问题。维持家庭原有的支持系统,强化家庭内部正性的互动关系。

(2) 定期家访:及时发现问题并予以处理。同时根据患者的情况,及时调整治疗康复计划,指导下一步的行动。

(3) 亲友团体:对患者的一些问题,有时需要亲友的帮助,如经济问题、工作安排问题、入学问题等。护士可以组织相关亲友、老师或同学就某一问题进行讨论,达成共识,形成一个支持网络。

(4) 社区支持系统:通过协调、联络,帮助患者充分利用社区中已有的支持系统,如患者和家属的工作单位、医院、社会福利机构、学校等。

3. 协助社区制定政策和服务计划　根据自己的专业知识,协助社区领导制定社区卫生政策和工作计划。

(吴洪梅)

第十八章

精神科护理相关的伦理及法律

实 践 指 导

【实践目的】

1. 掌握　精神科护理伦理基本原则;精神障碍患者及精神科护理人员的权利与义务;临床工作中如何保障患者及工作人员权益。

2. 熟悉　精神科护理常见伦理及法律问题。

3. 了解　精神科护理伦理的基本概念;权利与义务的基本概念。

【实践地点】

精神病专科医院、综合医院精神科或心理科病房。

【实践内容】

1. 观摩新入院患者收治过程,掌握护理人员在患者入院之初需履行的告知义务及实施方法。

2. 观摩临床护理工作,学习临床护理人员如何在工作中遵循精神科伦理基本原则及如何保障患者的权利。

3. 观摩保护性约束患者处理流程(条件允许时观看整个约束过程),或在模拟人上实践操作保护性约束,掌握保护性约束使用过程中涉及的法律和伦理问题并能够正确运用。

4. 了解护理人员在临床护理工作中保护自身权益的常用措施。

【实践用物】

1. 会议室/访谈室　供学生与患者进行访谈,老师进行示教等。

2. 病历资料　供学生查阅患者的基本资料、相关治疗、检查及记录。

3. 模拟人、保护性约束用具　供学生实践操作。

4. 精神科病房内的环境设施　符合精神科安全管理要求,让学生能参与约束患者等重点护理环节。

【实践方法】

1. 集中示教　带教老师根据病房工作特点确定合适的临床见习时间,并尽量提供良好的教学环境。让学生充分了解实践目的及临床见习内容,提前与病房工作人员沟通并对见习过程中可能涉及的患者/家属进行提前告知并征得其同意。

2. 分组观摩与实践　将学生分为 6~8 人一组,在带教老师带领下观摩精神障碍患者收治入院流程、保护性约束患者处理流程及一项精神专科护理操作流程。观摩前应取得患者和/或监护人的知情同意。观摩过程中,学生应不断结合理论知识思考如何将理论联系实践并积极提问。

3. 总结与指导　临床观摩结束后,学生根据理论知识结合临床所见,提出相关伦理准则或法律规范在临床的具体实践,并对其从案例中发现的问题进行讨论。带教老师引导、关注学生的讨论并适时给予提示,防止讨论偏离主题,并进行总结。

4. 布置家庭作业　学生根据自己的实践经历及老师的指导,撰写实践报告。

学 习 指 导

【知识点导图】

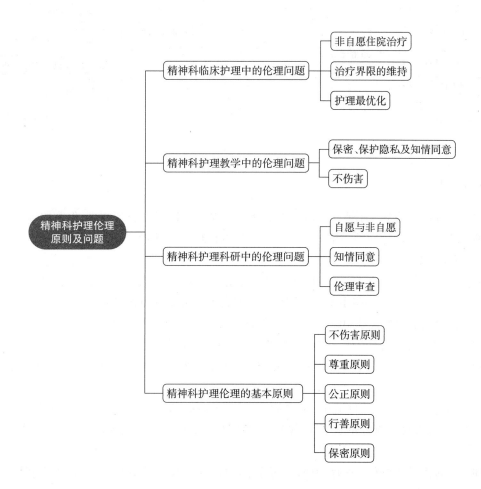

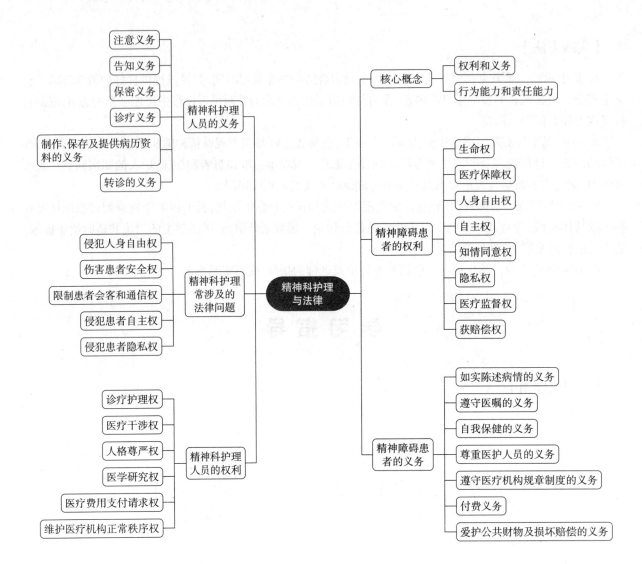

【学习小结】

1. 精神科护理伦理的基本原则　不伤害原则、尊重原则、公正原则、行善原则、保密原则。

2. 精神科护理常见伦理问题　精神科临床护理中的伦理问题、精神科护理教学中的伦理问题、精神科护理科研中的伦理问题。

3. 精神科临床护理中的伦理问题　包括非自愿住院治疗、治疗界限的维持和护理最优化。

4. 精神科护理教学中的伦理问题　包括保密、保护隐私及知情同意，不伤害。

5. 精神科护理科研中的伦理问题　包括自愿与非自愿、知情同意和伦理审查。

6. 精神科护理与法律相关概念　权利与义务、行为能力和责任能力。

7. 精神障碍患者的权利　生命权、医疗保障权、人身自由权、自主权、知情同意权、隐私权、医疗监督权、获赔偿权。

8. 精神障碍患者的义务　如实陈述病情的义务、遵守医嘱的义务、自我保健的义务、尊重医护人员的义务、遵守医疗机构规章制度的义务，按医院有关规定及时交款、履行付费义务，爱护公共财物及损坏赔偿的义务。

9. 精神科护理人员的权利　医疗护理权、医疗干涉权、人格尊严权、医学研究权、医疗费用支付请求权、维护医疗机构正常秩序权。

10. 精神科护理人员的义务　注意义务、告知义务、保密义务、诊疗义务，制作、保存及提供病历资料的义务,转诊义务。

11. 精神科护理常见法律问题　侵犯人身自由权、侵害患者安全权、限制患者会客和通信权、侵犯患者自主权、侵犯患者隐私权。

【重点与难点】

1. 重点

(1) 精神障碍患者的权利。

(2) 精神科护理人员的义务。

(3) 精神科护理常见伦理问题。

2. 难点

(1) 精神障碍患者的权利维护。

(2) 精神科护理人员权利的实施。

测 试 题

一、单项选择题

1. 伦理具有的特点是(　　　)

    A. 主观性　　　　　　B. 外在性　　　　　　C. 个体性　　　　　D. 善恶性　　　　E. 强制性

2. **不是**道德评价方式的是(　　　)

    A. 社会舆论　　　　　B. 经济状况　　　　　C. 传统习俗　　　　D. 内心信念　　　　E. 善恶

3. 伦理的评价尺度是(　　　)

    A. 对与错　　　　　　B. 好与坏　　　　　　C. 善与恶　　　　　D. 客观与主观　　E. 标准与否

4. 精神科护理伦理的基本原则**不包括**(　　　)

    A. 不伤害原则　　　　　　　　B. 尊重原则　　　　　　　　C. 保密原则

    D. 知情同意原则　　　　　　　E. 公正原则

5. 不伤害原则对精神科护理人员的要求是(　　　)

    A. 不滥用护理措施　　　　　　　　　　　B. 重视患者监护人的愿望

    C. 注重护理结果评估　　　　　　　　　　D. 合理分配医疗资源

    E. 提供适度的护理服务

6. 尊重原则的核心观点强调(　　　)

    A. 尊重患者的个体性和自主性

    B. 患者接受或拒绝治疗的意愿在任何情况下都应被履行

    C. 尊重患者人格最重要的是要尊重患者的生命权和健康权

    D. 除患者外,他人不可代替患者做决定

    E. 医务人员不可干涉患者对治疗的选择

7. 关于精神科护理伦理基本原则的描述,说法**错误**的是(　　　)

    A. 保密原则要求医护人员保护患者个人信息,在未经其许可情况下不能将其公开

    B. 行善原则强调从患者最大利益出发,尽力为患者谋取利益,多为患者做有益健康的事

    C. 公正原则包括平等对待患者和公平分配医疗资源

    D. 医疗伤害作为职业性伤害,是医学实践的伴生物,并带有一定的必然性,所以不伤害原则在临床实际无法施行

    E. 尊重原则包括尊重患者的人格及自主性两个方面

8. 关于精神科护理常见伦理问题的描述,说法**错误**的是（　　　）
   A. 精神障碍患者的住院治疗与其他疾病一样,原则上都要根据患者的意愿进行
   B. 对于不愿接受治疗的精神障碍患者,其法定监护人可代替患者选择治疗方式
   C. 精神障碍患者的通信、会客自主权受法律保护,特殊情况下限制精神障碍患者的通信和会客权应是暂时的,应随病情好转解除限制
   D. 精神障碍患者有权要求医护人员对与其疾病相关的诊断、治疗和护理等信息保密
   E. 精神障碍患者参与护理科研需在其充分了解科研相关益处和风险的基础上自愿同意

9. 某护士在未经患者同意的情况下将患者病情信息泄露给患者前夫,此种做法侵犯了患者的（　　　）
   A. 生命权　　　　　　　B. 医疗保障权　　　　　　C. 知情同意权
   D. 隐私权　　　　　　　E. 人身自由权

10. 某患者住院期间适逢春节,因思念家人,要求护理人员帮其给家里打电话,但遭到当班人员拒绝,此种情况下患者受到侵犯的权利是（　　　）
   A. 知情同意权　　　　　B. 人身自由权　　　　　　C. 通信、会客权
   D. 隐私权　　　　　　　E. 医疗监督权

11. 某双相障碍患者住院期间因一件小事发脾气,立即被当班人员约束在隔离间,这种做法侵犯了患者的（　　　）
   A. 人身自由权　　　　　B. 隐私权　　　　　　　　C. 知情同意权
   D. 医疗监督权　　　　　E. 获赔偿权

12. 某精神分裂症患者住院期间在幻觉支配下出现攻击毁物行为,家属认为其不该承担赔偿责任,此患者违背的是（　　　）
   A. 如实陈述病情的义务　　　　　　B. 尊重医护人员的义务
   C. 损坏物品赔偿的义务　　　　　　D. 遵守医疗机构规章制度的义务
   E. 付费义务

13. 某精神分裂症患者住院期间拖欠医疗费,经多次沟通后,家属仍不及时补缴相关费用,此患者违背的是（　　　）
   A. 遵守医嘱的义务　　　　　　　　B. 自我保健的义务
   C. 尊重医护人员的义务　　　　　　D. 付费义务
   E. 遵守医疗机构规章制度的义务

14. 某患者住院期间因护理人员过失导致发药错误,患者有权对医疗机构进行追责,这属于患者的（　　　）
   A. 生命权　　　　　　　　　　　　B. 医疗保障权
   C. 获赔偿权　　　　　　　　　　　D. 自主权
   E. 人身自由权

15. 某患者住院期间需进行改良电抽搐治疗,因治疗前夜未按要求禁食、禁饮,导致治疗过程中出现呕吐、窒息,经抢救后患者病情恢复稳定,该患者违反的是（　　　）
   A. 如实陈述病情的义务　　　　　　B. 遵守医嘱的义务
   C. 自我保健的义务　　　　　　　　D. 尊重医护人员的义务
   E. 遵守医疗机构规章制度的义务

二、多项选择题

1. 精神障碍患者享有的基本权利包括（　　　）
   A. 生命权　　　　　　　　　　　　B. 医疗保障权
   C. 医疗干涉权　　　　　　　　　　D. 知情同意权
   E. 医疗监督权

2. 关于精神障碍患者义务的描述,说法正确的是( )

    A. 患者及家属应该如实提供与疾病及诊疗相关的信息,不得故意隐瞒事实或提供与事实相悖的信息

    B. 患者有配合医生、护士及其他相关医务人员的治疗、检查、护理和指导的义务

    C. 患者有责任为自己的健康负责,应主动改变自己不良的生活习惯,发挥自身在预防疾病和增进健康中的能动作用

    D. 精神障碍患者应该履行对医务人员尊重的义务,不得以患病为借口对医护人员进行语言或行为上的人身攻击

    E. 患者有遵守医疗机构规章制度的义务

3. 关于护理人员医疗干涉权的描述,说法正确的是( )

    A. 具有以患者的利益为出发点,由医护人员代替患者做决定的特点

    B. 当护理人员评估到患者拒绝治疗可能给自己或他人造成危险时,可行使医疗干涉权要求患者进一步评估和治疗

    C. 滥用医疗干涉权可侵害患者权益

    D. 要在患者自主权受到限制的情况下才能使用,且需要征得患者法定监护人的知情同意

    E. 医疗干涉权与患者自主权之间发生冲突时,应以医疗干涉权为主要决策因素

4. 精神科护理人员享有的基本权利包括( )

    A. 诊疗护理权   B. 医疗监督权   C. 人格尊严权

    D. 获得赔偿权   E. 自主权

5. 有关护理人员保密义务的描述,说法正确的是( )

    A. 为患者诊疗相关信息、不愿泄露的个人信息保密

    B. 泄露患者隐私或未经患者同意公开其病历资料,造成患者损害的,应当承担侵权责任

    C. 在某些特殊情况下也有义务对患者保守秘密,如暗示治疗的具体措施和作用

    D. 当患者的疾病状态可能给其自身和/或他人带来危险时,护理人员有权将相关信息及时告知利益相关人

    E. 由于司法需要而违背患者意愿透露病情时,护理人员应注意把控告知范围,与患者病情无关的个人信息不应透露

6. 精神科护理伦理的基本原则包括( )

    A. 不伤害原则   B. 尊重原则   C. 公正原则

    D. 行善原则   E. 保密原则

7. 某患者住院期间思念亲人,要求打电话,遭到值班人员的直接拒绝,患者为此发脾气并与值班人员发生言语冲突,随即被约束至隔离间,值班人员上述做法侵犯了患者的权利,其中包括( )

    A. 通信、会客权   B. 隐私权   C. 人身自由权

    D. 医疗监督权   E. 获赔偿权

三、名词解释

1. 权利   2. 义务   3. 行为能力

4. 责任能力   5. 知情同意   6. 生命权

7. 人身自由权   8. 知情同意权

四、简答题

1. 简述精神科护理伦理的基本原则。

2. 简述实施保护性约束的注意事项。

3. 简述精神科护理工作中的注意义务。

4. 简述精神科护理人员的告知义务。

5. 侵犯患者隐私权的常见表现形式有哪些?

参 考 答 案

一、单项选择题

1. B   2. B   3. A   4. D   5. A   6. C   7. D   8. B   9. D   10. C

11. A   12. C   13. D   14. C   15. B

二、多项选择题

1. ABDE   2. ABCDE   3. ABCD   4. AC   5. ABCDE

6. ABCDE   7. AC

三、名词解释

1. 权利:是指法律所允许的权利人为了满足自己的利益而采取的,由其他人的法律义务所保证的一种可能的法律权利。

2. 义务:是指法律关系的主体依据法律规范必须为一定行为或不为一定行为,以保证权利主体的权利得以实现,当负有义务的主体不履行或不适当履行自己的义务时,要受到国家强制力的制裁,承担相应的责任。

3. 行为能力:即民事行为能力,指自然人能够以自己的行为依法行使权利与承担义务。

4. 责任能力:即刑事责任能力,指行为人辨认和控制自己行为的能力。

5. 知情同意:是指个体在决策前接受来自方案提出方的与决策相关的详细解释,例如方案实施的目的、方法和过程,以及预期结果和潜在风险,在获得最清晰完整的信息、个人理解力完好、自己能评判事件后果且能自由行使选择权利的情况下表示同意。

6. 生命权:是指以自然人的生命安全利益为客体的人格权,也就是自然人维持生命和维护生命安全利益的民事权利。

7. 人身自由权:是自然人在法律规定的范围内,依据自己的意志和利益进行思维和行动,不受外力拘束、控制或妨碍的人格权。

8. 知情同意权:可分为知情权和同意权。知情权是指患者有权知悉自己疾病相关的病情、治疗方案、潜在风险、预期结果、医护人员及医院的基本情况、医疗服务收费标准及其他与其个人利害相关的医疗信息的权利。同意权是指患者在得到医护人员的说明或协助后,有根据自己的意愿决定是否接受或拒绝检查、治疗和其他医疗行为的权利。

四、简答题

1. 精神科护理伦理的基本原则包括不伤害原则、尊重原则、公正原则、行善原则和保密原则。不伤害原则要求精神科护理人员不滥用护理措施、注重伤害评估、重视患者愿望、提供最佳护理服务。尊重原则强调尊重患者的人格及自主性。公正原则要求护理人员平等对待患者和公平分配医疗资源。行善原则要求护理人员在专业范围内尽力实现患者利益最大化。保密原则要求护理人员即使在依法需要提供患者信息的情况下也要最大程度上对患者信息进行保密,仅提供与法律需要相关的内容。

2. (1) 医护人员共同评估得出患者存在威胁自身和/或他人安全的情况。

(2) 取得患者法定监护人的知情同意。

(3) 保护性约束应由精神科执业医师开具医嘱,由经过专业培训的医务人员执行。

(4) 在采取保护性约束前向患者说明理由,尽可能争取患者的理解与配合,并将患者置于安全的环境中。

(5) 动态评估患者病情,及时解除约束。

3. 注意义务是指一个人在从事某种活动时,应该给予高度的谨慎和注意,以避免给他人造成不应有的危险或损害的责任。医疗注意义务是指医务人员在医疗过程中,应当依据法律、法规、规章和具体操作规程,以及职务和业务上的习惯和常理,保持足够的小心谨慎,以预见医疗行为的危害结果和有效防止危害结果发生的义务。医疗护理活动中注意义务的主体是医护人员,注意义务的客体是患者的人身利益,履行注意义务的目的是预见医疗护理行为的危害结果和防止危害结果的发生,从而最大限度地保护患者的利益。

4. 告知义务是指拥有知情权的主体要求相对主体履行与之相关的告知的义务,这种告知义务可以是约定的,也可能是法定的。护理人员的告知义务是指从患者入院到出院或死亡的全过程中,护士有义务向患者及家属介绍护理程序、护理操作的目的及注意事项,可能发生的不良后果,并解答患者有关的咨询,给予患者技术专业指导。

5. 精神科护理活动中,侵犯患者隐私权主要包括两种情形:一种是泄露患者隐私。这既包括医疗机构及其医务人员将其在诊疗护理活动中掌握的患者的个人隐私信息向外公布、披露的行为,也包括未经患者同意而将患者的身体暴露给与诊疗活动无关人员的行为。另外一种是未经患者同意公开其医学文书及有关资料。

(孟宪东)

［1］刘哲宁,杨芳宇.精神科护理学［M］.5版.北京:人民卫生出版社,2022.

［2］许珂,胡德英,谭蓉,等.患者自杀风险筛查与评估的研究进展［J］.中华护理杂志,2019,54(3):467-471.

［3］刘溪林,周梦良,江晓春,等.创伤性脑损伤后认知功能障碍的研究进展［J］.创伤外科杂志,2020,22(10):791-792,797.

［4］刘铁桥,赵敏,郝伟.游戏障碍的研究现状与展望［J］.中国药物滥用防治杂志.2020,26(4):187-191,197.

［5］阳雨露,王慧,马增慧,等.青少年及成年孤独症谱系障碍患者社交技能训练的疗效［J］.中国心理卫生杂志,2021,35(1):1-7.

［6］江家靖,钟苑心,高兵玲,等.注意缺陷多动障碍伴情绪不稳儿童的家庭环境特点［J］.中国心理卫生杂志,2021,35(4):311-314.

［7］KEEPERS G A,FOCHTMANN L J,ANZIA J M,et.al. The American Psychiatric Association practice guideline for the treatment of patients with schizophrenia ［J］. Am J Psychiatry,2020,177(9):868-872.

［8］HUANG YQ,WANG Y,WANG H,et al. Prevalence of mental disorders in China:a cross-sectional epidemiological study［J］. Lancet Psychiatry. 2019,6(3):211-224.